Die Fliegenpilze stehen am Herd

(2. Auflage)

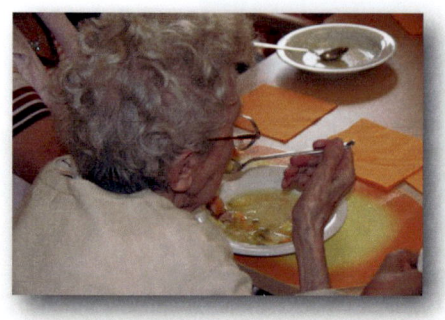

Anderland

Den Blick nach innen
begrenzte Welt
irreale Wahrnehmung

Was vor langer Zeit
begehrt geliebt gehasst
ist längst entschwunden

Sich selbst entrückt
ziellos treibend
an uferlosen Gestaden

jedoch ein Mensch
der fühlt lacht weint
auf seine eigene Weise

dessen Welt nicht verstanden
jedoch Akzeptanz begehrt
ohne jegliche Vorbehalte.

Juni 2004 © Uwe During

Gabriele During

Die Fliegenpilze stehen am Herd

Kochen mit dementen Bewohner

Reaktivierung des Langzeitgedächtnisses
durch Erinnerung an vergangenen Tage

(2. Auflage)

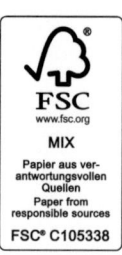

Bibliografische Information der Deutschen Nationalbibliothek:
Die Deutsche Nationalbibliothek verzeichnet diese Publikation in der Deutschen
Nationalbibliografie; detaillierte bibliografische Daten sind im Internet über
http://dnb.dnb.de abrufbar.

Zeichnungen: Gabriele During
Fotografien: Anne Deichmann - Uwe During - Jill Armbrust
Layout: Uwe During
Kurzgeschichten, Gedichte: Uwe During

Herstellung und Verlag: BoD – Books on Demand, Norderstedt

ISBN: 978-3-7322-4810-0

Inhaltsverzeichnis

Vorwort

Die Idee stammt aus meiner Fortbildung zur Demenzexpertin. Dazu musste ich eine Projektarbeit schreiben und nach einiger Überlegung stellte sich die Frage:

Warum nicht einmal Kochen?

Das Thema habe ich ausgewählt, damit sich die Bewohner wieder der früheren Esskultur und der Zubereitung der Speisen zuwenden können. In den Heimen gibt es zumeist nur die eingefahrenen Strukturen, welche sich in der Darreichung von vorgefertigten Speisen erschöpft. Das Essen kommt in großen Wagen immer zu den gleichen Zeiten nach oben und wird portioniert auf immer gleichem Geschirr an den Tisch gebracht, ohne die Zubereitung zu sehen oder gar an ihr beteiligt zu sein. Die Entscheidung, wann und was gegessen werden soll, unterliegt nicht mehr der freien Selbstbestimmung der dementen Bewohner.

Ich halte es für wichtig, die dementen Bewohner im Rahmen der täglichen Betreuung ein Stück Selbstbestimmung und damit auch Selbstwertgefühl zurück zu geben. Es ist eine rückbesinnende Erfahrung, wenn der Bewohner mal wieder eine Möhre oder eine Kartoffel in die Hand nimmt. Die Sinne und somit der Appetit sollen angeregt werden, in dem sie die einzelnen Zutaten im Rohzustand sehen, riechen, fühlen und schmecken. Wichtig ist für mich, dass die Bewohner nach ihren Fähigkeiten beschäftigt und in die Zubereitung der Speisen einbezogen werden. Oft leisten die dementen Bewohner wertvolle Hilfen durch Tips und Ratschläge bei der Zubereitung. Die Erinnerung wird angeregt und aktiviert. Sie können ihre früheren Erfahrungen einbringen, die dann wieder präsent werden.

In Möhrengemüse gehört ein Stück gute Butter.
Frikadellen werden mit Öl gebraten.
Kartoffeln werden erst gewaschen und dann geschält.

Die Bewohner erhalten somit ihre eigene Identität, sind wieder eine Person. Sie sind wichtig für sich und andere.

Durch das Kochen wird die Gemeinschaft und die Gruppendynamik gefördert. Das Kochen bietet eine Orientierung und Sicherheit für die Bewohner. Es werden feinmotorische Fähigkeiten gefördert, vor allem bei den Vorbereitungen zu den Speisen (waschen, schälen, trennen). Ich bin in der Hinsicht viel zu schnell und zu grobmotorisch. Bei mir wird alles viel zu groß.

Ich bin immer wieder fasziniert von der Geschicklichkeit und Feinmotorik einiger Bewohner im Umgang mit dem Schälmesser. Sie sind hierbei voll und ganz bei der Sache. Beim Zubereiten schwelgt man in Erinnerungen, welche durch die gemütliche Atmosphäre und die Gestaltung des Raumes gefördert werden. Die Tisch- und Esskultur (alte Tischdecke und altes Porzellan, alte Bilder an den Wänden) wird auch durch Rituale wie ein Tischgebet gefördert.

Das gemeinsame Essen mit den Teammitgliedern ist der absolute Höhepunkt. Hierbei ist es mir wichtig, dass alle Zeit und Ruhe zum Essen haben. Die Bewohner dürfen selber wählen, was Sie auf dem Teller haben möchten und sich ihr Essen nach den eigenen Möglichkeiten auch selber nehmen (auch den Nachschlag). Im Hintergrund läuft leise Musik aus jungen Tagen.

Beim dem Projekt der Kochgruppe wird nicht nur das Wohlbefinden der Bewohner gefördert, sondern auch das der Teammitglieder. Sobald das Vertrauen der Bewohner gewonnen ist, erhält man viel zurück. Ein Lächeln, Entspanntheit, rote Wangen, ein Dankeschön.

Das größte Geschenk ist aber, wenn es heisst:

Ich komme wieder.

Eine Einführung zur Demenz
Vorgedanken zum Kochen

Demenz ist der schwerste Grad der Denkstörung mit Verlust der intellektuellen Fähigkeiten, mit Gedächtnisstörung, nachlassender Urteils- und Kritikfähigkeit und Verlangsamung des Denkens.

Der Anfang der Krankheit äussert sich in Störungen des Kurzzeitgedächtnisses und der Merkfähigkeit. Im weiteren Krankheitsverlauf verschwinden Inhalte des Langzeitgedächtnisses, so dass die betroffenen Menschen ihre erlernten Fähigkeiten verlieren. Demenz ist bis heute nicht heilbar. Die Symptome können aber bei einer sorgfältigen Behandlung und Pflege für eine gewisse Zeit gemildert werden.

Weitere Störrungen sind Sprachstörungen (Aphasie), Werkzeugstörungen (Apraxie), Störung des Wiedererkennens (Agnosie), psychische Symptome wie Angst, Misstrauen, Furcht, Depressivität, Halluzinationen, Verhaltensänderungen (Unruhe, Wandern, Weglaufen).

Es wird unterschieden in primärer und in sekundäre Demenz.

Der Begriff „Demenz" kommt aus dem Lateinischen und bedeutet „Weg vom Verstand". Damit ist aber nicht gemeint, dass die betroffene Personengruppe ohne Gefühl und Empfindungen für sich und ihre Umwelt ist. Im Gegenteil. Die emotionale

Kompetenz nimmt zu, vielleicht sogar im gleichen Maße wie die kognitive Fähigkeit abnimmt. Es kann durchaus vorkommen, dass Menschen in irgendeiner Art und Weise reagieren, die dem Gegenüber auf den ersten Blick nicht nachvollziehbar erscheint.

Ein Beispiel hierzu.

Die Bewohnerin Frau H. hat sich nach dem letzten Krankenhausaufenthalt stark in ihrem Wesen verändert. Sie schreit ständig „Hallo". Spricht man Sie hierauf an, kann sie nichts dazu sagen.

Bei der Pflege am Morgen schreit Sie die Pflegekraft an, wehrt mit den Händen ab. Bei entsprechender einfühlsamer Pflege lässt Sie sich versorgen. Sie möchte vorher informiert werden, was getan wird.

Die bekannteste Demenzform ist die Alzheimer Demenz, benannt nach Alois Alzheimer. Die Bekanntgabe von Prominenten (wie Ronald Reagan) haben das Tabu-Thema der Demenz durchbrochen und geholfen, die Öffentlichkeit zu sensibilisieren.

Mehr ist zur grundsätzlichen Definition nicht zu sagen. Mich beschäftigt viel mehr die Frage:

Was können wir tun, um diese Menschen besser zu verstehen und zielführender mit Ihnen zu arbeiten?

Ein Rückblick

DE-mens (ohne Geist). Der Mensch verliert die Fähigkeit, zu denken. Der Philosoph Rene Descartes sagte: „Ich denke, also bin ich", Cogito ergo sum. So haben wir die ersten Stunden der Fortbildung begonnen. Dieser Satz hat sich bei mir im Gedächtnis verankert.

Menschen mit einer Demenz sind genau wie gesunde Menschen als individuelle Personen anzusehen. Mit einzigartigen Fähigkeiten, Bedürfnissen und Wünschen.

Es ist unsere Aufgabe, diese Welt ohne Vorbehalte zu betreten und uns auf diese besondere Gefühlswelt einzulassen. Und eines kann ich mit Sicherheit sagen: Wenn man diese Welt betritt und sich ganz auf diese besondere Umgebung einlässt, ist es unglaublich, was man von diesen Menschen zurück bekommt. Dazu gehören auch Vertrauen und Liebe. Ich bin im Altenheim schon auf so manche Grenzen, Vorbehalte und Ängste gestossen, aber nicht durch die Bewohner, sondern durch die Kollegen.

Da heisst es mitunter, dass sich die Bewohner nicht versorgen lassen (die häufigste „Entschuldigung", wenn etwas nicht klappt und der Kollege sich die Arbeit ersparen will). Für mich ist das eine Herausforderung, ein Ansporn, bei diesem Menschen den ganz individuellen Zugang zu finden. Man findet zu jedem Menschen einen Zugang und dieser findet sich zumeist in der Vergangenheit.

- *Denke an deine innere Haltung*
- *Wie begegnest du den Menschen*
- *Nehme ihn ernst und respektiere seine Wünsche*
- *Gebe ihm Sicherheit und spende Trost*
- *Sei ehrlich*
- *Beziehe ihn mit ein, in dem, was du tust*
- *Sei ein Freund und korrigiere nicht*
- *Begebe dich gefühlsmäßig in seine Welt*

Darin sehe ich meine Hauptaufgabe:

Den Kolleginnen und Kollegen diese fachlich-spezielle Sichtweise zu vermitteln.

Zielgruppe für mein Kochprojekt

Meine Zielgruppe sind Bewohner mit einer leichten bis mittelschweren Demenz. Aus jedem Wohngang habe ich 1 bis 2 Bewohner ausgesucht. Die Angehörigen werden vorher gefragt, ob Sie damit einverstanden sind (auch Foto- / Filmerlaubnis). Es wird in der Biografie nachgelesen, ob die Bewohner sich dafür eigenen (gerne gekocht haben).

Leichte und mittelschwere Demenz

Das Pflegemodell nach Erwin Böhm (Krankenpfleger / Forscher geb. in Österreich 1940) bietet einen Ansatz, die Verhaltensweisen von verwirrten und desorientierten Menschen zu erklären und zu verstehen.

Er geht in seinem Modell davon aus, das alle Erfahrungen und Erlebnisse, die in den ersten drei Lebensjahrzehnten von Bedeutung waren, den Menschen geprägt haben und im zunehmenden Alter sein Verhalten beeinflussen.

In seinem Modell unterscheidet er sieben Interaktions- und Erreichbarkeitsstufen, in denen ein Mensch sich befinden kann (GDS Global Deterioration Scale). Als Pflegefachkraft sollte man herausfinden, in welcher Stufe sich der Mensch befindet um noch mit Ihm arbeiten zu können. In meinem Fall beim Kochen.

Ein kurzer Einblick in die Stufen (vier von sieben) der Demenz.

In dieser *Stufe I* kann man sich normal mit den alten Menschen unterhalten. Eventuell etwas lauter sprechen, mit Blickkontakt. Nach Böhm ist diese Stufe (Sozialisation) ein normaler Alterungsprozess. In der *Stufe II* (Mutterwitz) haben die geistigen Fähigkeiten etwas mehr nachgelassen. Man kann aber die alten Menschen mit Hilfe der Kommunikation erreichen. Wichtig ist, humorvoll, emphatisch und wertschätzend zu sein. Mit einer aktivierenden Pflege können die Menschen am normalen Alltagsgeschehen teilnehmen.

In der *Stufe III* (Seelische und soziale Grundbedürfnisse) beginnt der Abbauprozess. Die Menschen zeigen Verhaltensauffälligkeiten wie Apathie, Reizbarkeit, Agitation, Umherwandern, Aggressionen, Appetitveränderungen und gestörtes Schlafverhalten.

Diese Stufen sind nicht eindeutig differenziert. Sie können ineinander übergehen. Im Verlauf der Demenz kommt es zu einer unterschiedlichen Symptomatik. Wichtig ist hier seitens der Pflegekraft Impulse zu setzten (auffordern zum Schneiden der Kartoffel, zu Essen).

Auch mit der *Stufe IV* (Prägung) möchte ich noch arbeiten. Diese Stufe ist geprägt von gelernten Verhaltensformen und Ritualen, wie z.B. ein Tischgebet sprechen vor dem Essen und Sprichwörter ergänzen.. Hier spielt die Sicherheit eine große Rolle. In meinem Fall die Sicherheit durch die vertraute Umgebung, die Gerüche des Kochens, das Wiedererkennen der Fähigkeiten (spülen, schneiden, abtrocknen).

Ab den nächsten Stufen würde es schwierig werden, die dementen Menschen aktiv zu beschäftigen. Hier kann nur über die Gefühlsebene gearbeitet werden. Diese Gruppe ist für das Projekt nicht geeignet.

Kommunikation bei Demenz

Ist die Kommunikation bei Menschen mit Demenz anders? Nein! Es gibt keine speziellen Rezepte zur Kommunikation bei demenzkranken Menschen. Es gibt verschiedenen Vorgehensweisen, die hilfreich sind, um mit Demenzkranken in Kontakt zu treten. Jede Pflegekraft hat dazu ihren eigenen Koffer gepackt. Jeder Demenzkranke ist einzigartig und individuell. Was bei dem einen gelingt, kann bei dem Nächsten fehl schlagen. Wichtig ist eine genaue Wahrnehmung und Beobachtung.

Wie bekomme ich einen Zugang zu diesem Menschen? Ein Beispiel, welches mich immer wieder fasziniert, ist Frau V. Betritt die Pflegekraft den Raum und begrüßt sie mit „Guten Morgen, Frau Ingeborg V." und reicht ihr dazu die Hand, ist der Tag schon gewonnen. Beim nächsten Bewohner singe ich ein Lied. Jeder ganz individuell.

Die Kommunikation besteht ja aus Sender und Empfänger. Bei Demenzkranken bestehen diese wechselseitigen Informationen in erster Linie nonverbal über die Beziehungsebene. Wichtig ist die Körpersprache, wie ich mit meiner Mimik und Gestik den Tonfall unterstreiche.

Frau E. aus meinem Kochprojekt ist sehr scheu und ängstlich. Sie zieht sich gerne auf ihr Zimmer zurück. Wenn ich mit meinem Kochnachmittag starte, gehe ich persönlich zu ihr ins Zimmer. Ich begrüße Sie freundlich und sage ihr:

„Frau E., ich brauche unbedingt ihre Hilfe und möchte Sie gerne mitnehmen." Das funktioniert immer.

Ich habe zweimal den Fehler gemacht, jemand anders zu ihr schicken. Jedes mal hieß es dann, dass Frau E. nicht aus ihrem Zimmer kommen will. Sie fühle sich nicht so gut.

Aus dem Beispiel lässt sich ableiten, was wir mit unsere Haltung erreichen und bewirken können. Gerade Demenzkranke sind feinfühlig für innere Stimmungen und Verstimmungen. (möchte ich überhaupt das er kommt.... vielleicht nur eine Floskel im vorbeigehen).

Ein Mensch mit Demenz lässt sich durch Worte nicht täuschen. Das sind die Stärken der Demenzkranken, da sind Sie uns Gesunden überlegen. Diese Stärken können wir uns gezielt zu Nutze machen, um die Kommunikation aufrecht zu erhalten.

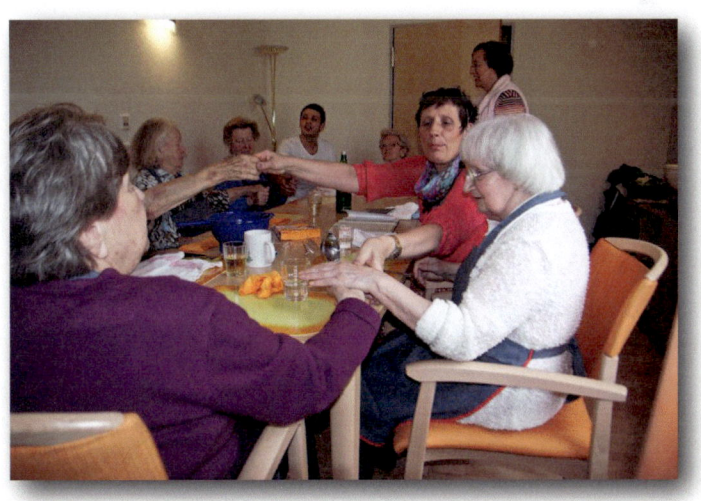

Gemüsesuppe (6 bis 8 Personen)

Zutaten:

- 1 Beinscheibe / Suppenfleisch / Rindfleisch (250g)
- 5 Mettwürstchen
- 10 mittelgroße Kartoffeln
- 4 Möhren
- 1 Stück Sellerie
- 3 Stück Porree
- 1 Kohlrabi
- 1/2 Blumenkohl
- 250 g Bohnen
- 250 g Rosenkohl
- 1 Bund Petersilie
- Salz
- Pfeffer
- Brühe

Zubereitung:

Das Suppenfleisch in einem Kochtopf aufsetzen und nach dem Durchgaren die klein geschnittenen Zutaten nacheinander in das Kochwasser geben. Den Sud mit Salz, Pfeffer und Brühe abschmecken.

Die Mettwürstchen klein schneiden und in den Topf geben. Das Ganze etwa eine Stunde kochen und danach noch einmal abschmecken.

Vor dem Servieren mit kleingehackter Petersilie bestreuen.

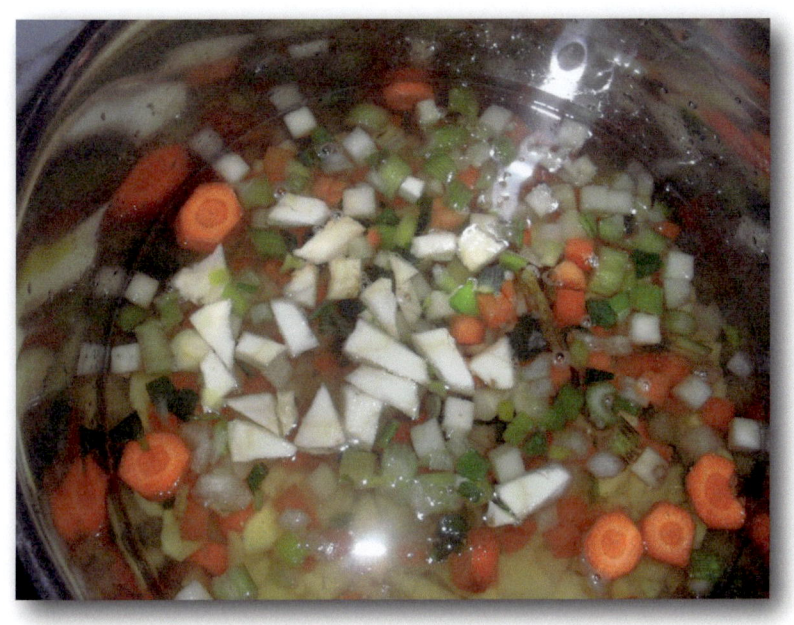

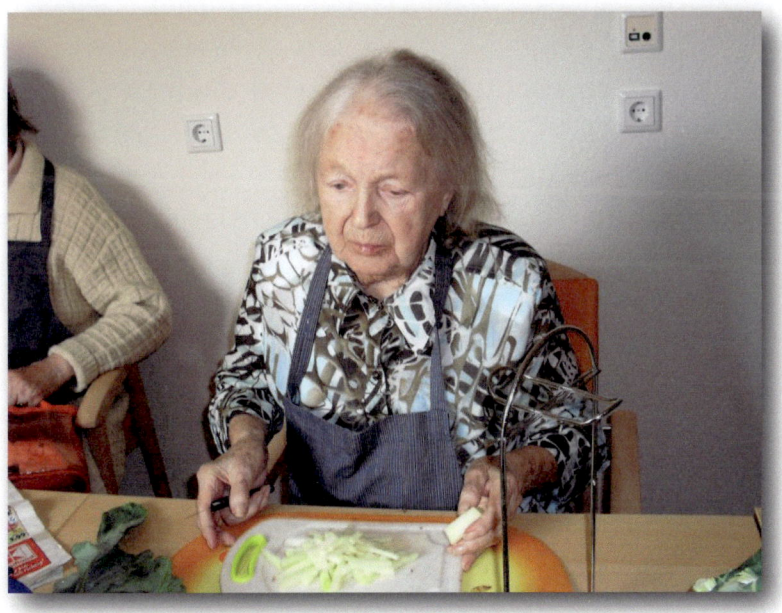

Biografisches kochen und backen

Die Biografie ist die Lebensgeschichte eines Menschen und der Schlüssel zu den noch vorhanden Fähigkeiten. Wer die Biografie kennt, kann das Verhalten der dementen Menschen besser verstehen und sich darauf einlassen.

Die älteren Menschen können sich durch das Kochen und Backen wieder den herkömmlichen Lebensmitteln zuwenden. Man bekommt nicht den Apfelmus serviert, sondern sieht zunächst den rotbackigen Apfel. Dieser kann gesehen, gefühlt und gerochen werden, bevor er weiter verarbeitet wird. Wichtig ist hierbei, dass die einzelnen Sinne angeregt werden. Der Mensch erinnert sich.

Was war da noch? Früher war Erntezeit. Da wurden die Äpfel gepflückt. Eingekocht und weiter verarbeitet. Vielleicht auf dem Markt verkauft. Es ist einfach etwas anderes, die ursprünglichen Lebensmittel zu sehen und dann zu einer Mahlzeit zu verarbeiten. Der Appetit wird gesteigert (es läuft einem im wahrsten Sinne das Wasser im Munde zusammen) und Vorfreude kommt auf. Besonders bei Menschen mit einer Demenz ist das Essen wichtig, da Sie oftmals durch eine erhöhte Unruhe und Mobilität einen erhöhten Energiebedarf haben. Wir haben die Fähigkeit, uns an der Uhr oder an unserem Magenknurren zu orientieren.

Was aber wenn diese Signale nicht mehr funktionieren? Wenn kein Hunger und Sättigungsgefühl mehr vorhanden ist? Oder aber die Fähigkeit des richtigen und bewussten Essens verloren geht?

Damit meine ich auch den Einsatz des Essbestecks. Es ist wichtig, die individuelle Essbiografie jedes Einzelnen zu kennen. Vorlieben und Abneigungen müssen berücksichtigt werden, damit der Bewohner sich wohl fühlt.

Durch die gemeinsame Zubereitung der Speisen lassen sich vergessene Fertigkeiten wieder entdecken (wie das Kleinschneiden der Kartoffeln). Die Menschen mit Demenz übernehmen Verantwortung, fühlen sich wichtig und ernst genommen. Sie können sogar tolle Tips geben, weil durch das gemeinsame Zubereiten so mancher Erinnerungsspeicher wieder aktiviert wird. Es stärkt den Einzelnen und hilft, die eigene Identität zu erhalten und sich dieser bewusst zu werden.

Tradition und Familie

Die Menschen sind geprägt von der eigenen Familie. Früher war es wichtig, das Essen selber frisch zuzubereiten und die Mahlzeiten als Familie an einemTisch einzunehmen.
Es haben sich Traditionen und Rituale entwickelt, die auch einen alten Menschen prägen, auch wenn sich dieser dessen nicht bewusst ist. Hierbei lassen sich unterschiedliche Verhaltensmuster erkennen.
Wie war das noch früher? Es wurde gegessen, was auf den Tisch kommt. Zuerst bekommt der Vater das Essen und dann die anderen in der Reihenfolge der familiären Hierarchie. Es wurde oft ein Tischgebet gesprochen. Es gab unterschiedliche, meist einfache Mahlzeiten in der Woche, aber Sonntags dann auch eine Vorsuppe und Fleisch. Montags war Waschtag, da gab es Aufgewärmtes, weil die Zeit zum Kochen fehlte.

Fisch am Freitag, traditionelle Gerichte an den Festtagen (Pfingsten, Ostern, Weihnachten). Dann wurden Servietten benutzt und der Tisch feierlich gedeckt.

Alle diese Erinnerungen sind wichtig, um Menschen mit einer Demenz besser zu verstehen und individuell auf sie eingehen zu können.

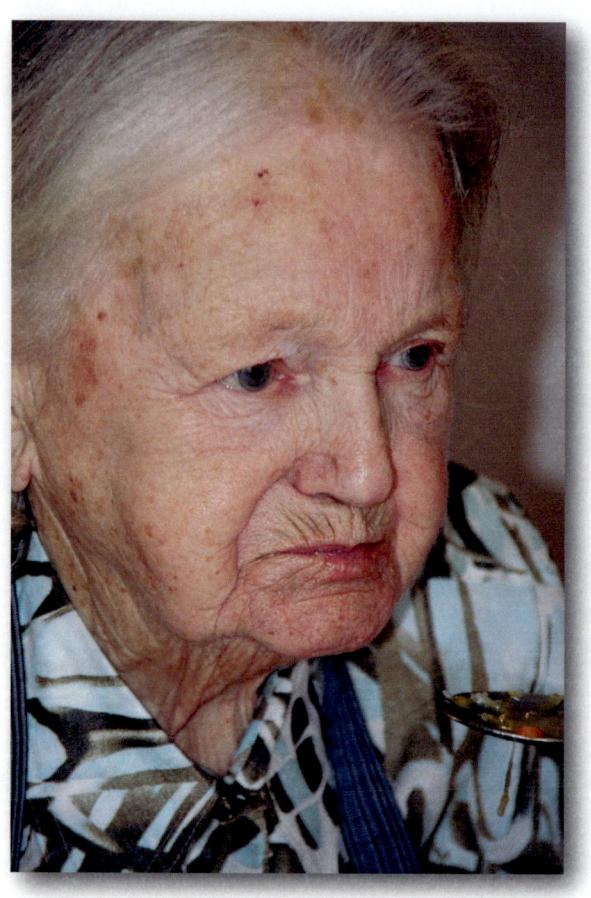

Ziel

Jede Falte eine Erinnerung
Schlagzeilen vergangener Tage
die Speichen des Krähenfußes
viele sind es geworden
die sich da am Auge tummeln
intensives Leben
der Mundwinkel
neigt sich nicht
warum auch?
die gegerbte Haut
erzählt Geschichten
deiner eigenen Wege
nun

du bist angekommen

August 2008
Uwe During

Reibekuchen mit Apfelmus (6 bis 8 Personen)

Zutaten:

- 5kg Kartoffeln
- 2,5 kg Äpfel
- 2 Zwiebeln
- 5 Eier
- Salz
- Pfeffer
- 200 g Mehl
- Maggie
- Zucker
- Zimt

Zubereitung:

Die Kartoffeln waschen und schälen, danach halbieren und in der Küchenmaschine reiben (ggf. Handreibe).

Die geriebenen Kartoffeln mit Eiern, Mehl, Salz, Pfeffer, den klein geschnittenen, gehackten Zwiebeln und etwas Maggie vermengen.

Die Äpfel schälen, entkernen, in kleine Stücke schneiden und im Topf mit etwas Wasser kochen (köcheln). Den zerkochten Apfelbrei etwas stampfen und mit Zucker und Zimt abschmecken.

Die Reibekuchen in einer Pfanne mit etwas Öl backen und zusammen mit dem Apfelmus servieren.

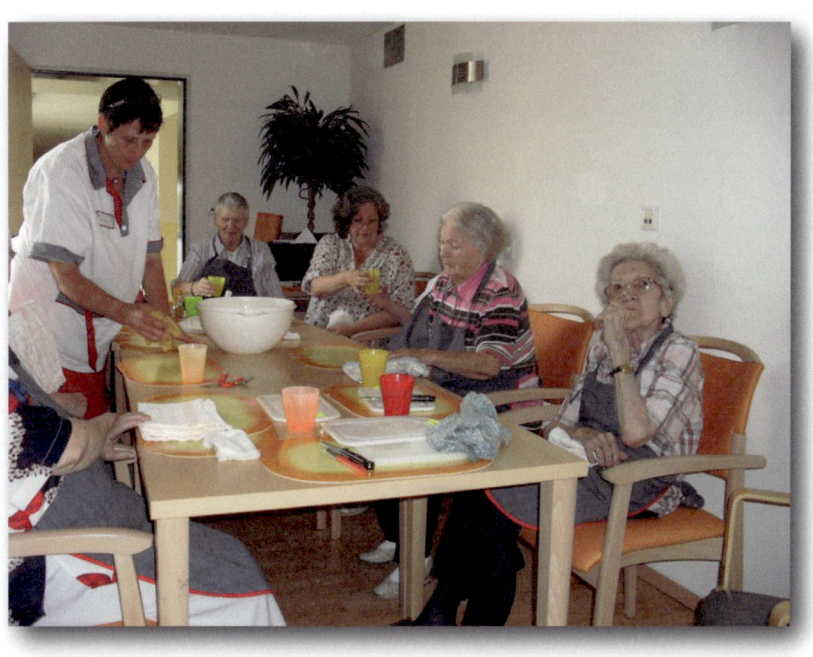

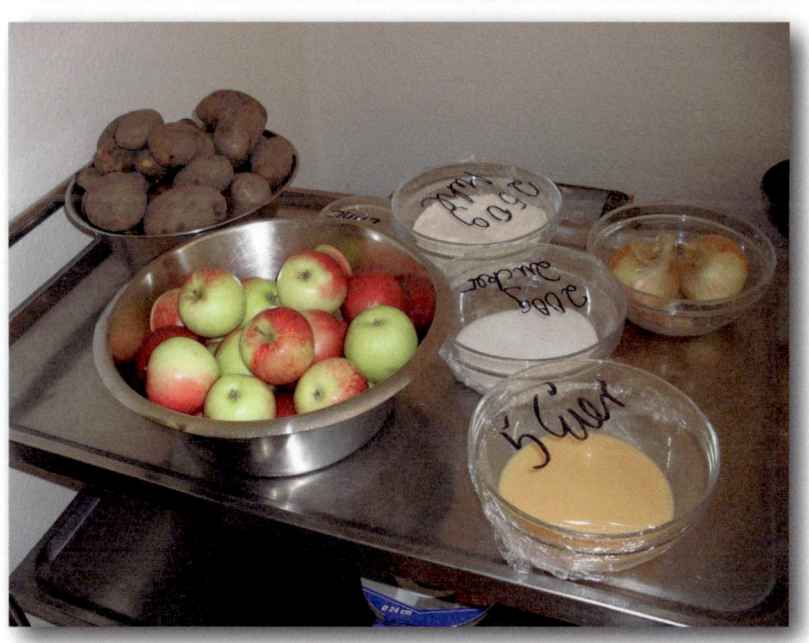

Warum Fliegenpilze?

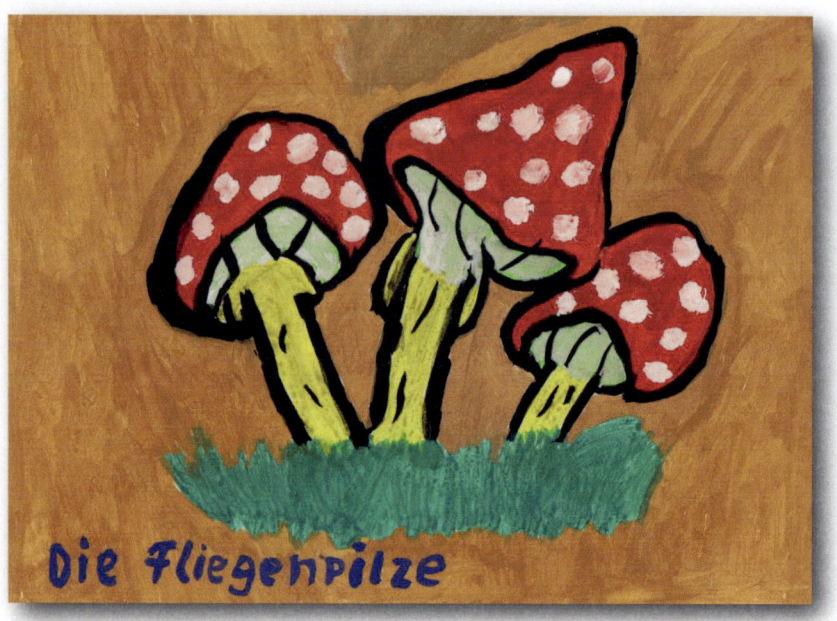

Die Kochgruppe mit den dementen Bewohnern sollte natürlich auch einen Namen bekommen. Meine Geschäftsbereichsleiterin machte sich im Internet schlau und "googelte". Sie unterbreitete mir ein paar Vorschläge. Gemeinsam mit meinen Teammitgliedern, die mich bei meinen Kochnachmittagen unterstützen, entschieden wir uns für den Titel

"Die Fliegenpilze stehen am Herd"

Hiermit identifiziert sich die Gruppe und hat unter diesem Namen in unserem Haus Bekanntheit erlangt.

Das Team

Mein Chef Herr Strohmann und ich wählten zuerst gemeinsam die Teammitglieder aus, die mich bei meinem Projekt unterstützen sollen. Das sind Kolleginnen und Kollegen, die besonders motiviert und engagiert sind (die auch mal länger bleiben und auf die man sich verlassen kann). Letztlich haben wir vier Kolleginnen und Kollegen ausgewählt. Ich habe diese Mitarbeiter dann gefragt, ob Sie mich bei meinem Projekt unterstützen wollen. Jeder sagte sofort zu.

Dann wurde bei der Stationsübergabe mein Projekt dem gesamten Team des Wohnbereichs vorgestellt. Ich habe den Kolleginnen und Kollegen erklärt, dass ich das gesamte Team zur Unterstützung des Wohnbereichs brauche, wenn ich koche. Jeder im Team ist wichtig, um Informationen über die Befindlichkeit und Eignung der Bewohner (Biografie) zu sammeln.

Teammitglieder:

- *Gabriele During (exam. Altenpflegerin)*
- *Nina Sahm (exam. Krankenschwester)*
- *Anne Deichmann (Alltagsbegleiterin)*
- *Chris Belghaus (Auszubildender)*
- *Sozialer Dienst*

Obstsalat mit Pfannkuchen (6 bis 8 Personen)

Zutaten:

- 5 Bananen
- 6 Äpfel
- 300 g Weintrauben
- 4 Kiwis
- 4 Nektarinen
- 500 g Pflaumen
- 4 Birnen
- 4 Orangen
- 2 Zitronen
- 8 Esslöffel Zucker
- 500 ml Milch
- 500 g Mehl
- 6 Eier
- eine Prise Salz, etwas Öl

Zubereitung:

Den ausgepressten Zitronensaft mit circa vier Esslöffel Zucker in einer Glasschüssel vermengen. Das Obst sorgfältig schälen und klein schneiden (mundgerechte Stücke). Alles zusammen in die Schüssel geben und gründlich vermengen.

In einer Schüssel die Eier aufschlagen, die Milch, eine Prise Salz, 4 Esslöffel Zucker und das Mehl einrühren. Der Teig sollte geschmeidig sein. In einer Pfanne mit etwas Öl die Pfannkuchen goldgelb backen und mit Obstsalat servieren.

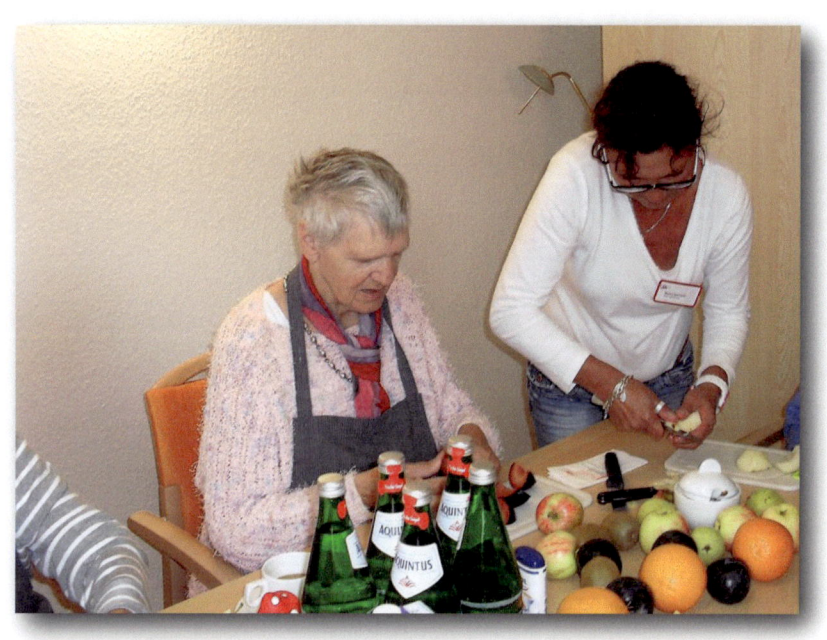

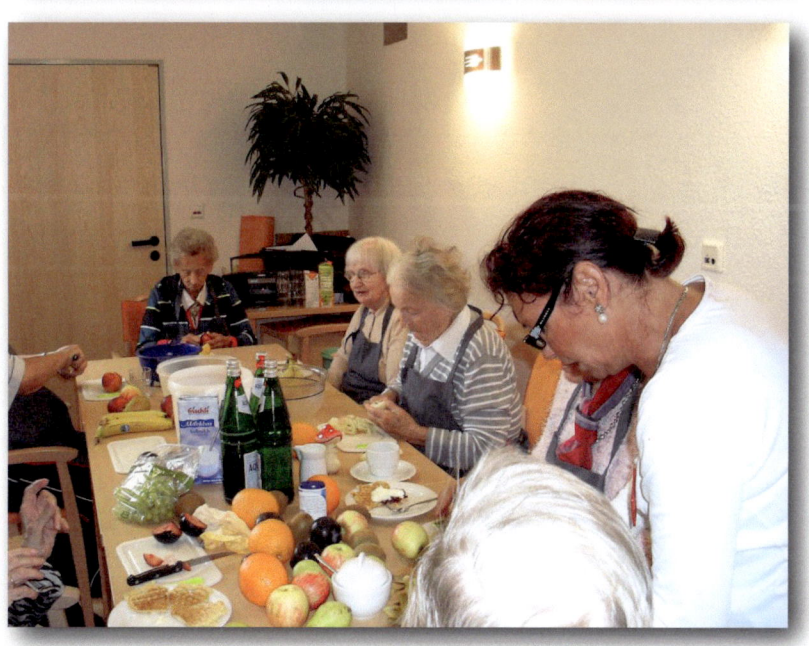

Reflexion eines Kochnachmittags
Obstsalat mit Pfannkuchen

Nach der Begrüßung wird zunächst das Obst herumgereicht, um von den Bewohnern mit allen Sinnen wahr genommen zu werden.

Bei der Nektarine und der Kiwi muss ich schon mal etwas nachhelfen, da diese Früchte nicht sofort erkannt werden. Bekannt dagegen sind Äpfel, Banane, Birne, Apfelsine und die Weintrauben. Das ein oder andere Stück Obst gelangt auch mal schnell in den Mund der Bewohner.

Alle Bewohner sind rege beschäftigt mit dem Zerkleinern des Obstes. Hilfestellung werden durch die Teammitglieder geleistet, da z.B. die Birne eine harte Schale hat. Das Obst kommt in eine große Schüssel und wird mit ausgepresster Zitrone und etwas Zucker vermischt. Ein herrlicher Anblick und sehr vitaminreich. Danach wird in einer Schüssel der Pfannkuchenteig zubereitet. Mit Flüssigei (im Tetrapack, so etwas haben wir noch nicht gesehen).

Die Bewohner dürfen Zucker, Milch und Mehl vermengen. „Da fehlt noch etwas Salz", sagt Herr T.. Mit riesigem Eifer möchte jeder den Teig vermengen. Frau Sahm (Teammitglied) unterstützt dabei.

Nach der Zubereitung der Speisen wird gemeinsam gespült und abgetrocknet.

Anschließend wird als prophylaktischen Maßnahme gesungen und Sprichwörter ergänzt.

Danach wird der Tisch gedeckt und ich backe mit zwei Pfannen kleine Pfannkuchen. Die Freude ist beim Servieren ist groß und der Anblick der goldbraunen Pfannkuchen lässt das Wasser im Munde zusammen laufen. Die eine oder andere Wange ist heftig gerötet. Es wird gut gegessen und nicht wenige Bewohner nehmen noch einen Nachschlag.

Nach dem Essen wird wieder gespült und danach zum Abschluss ein Bewegungslied gesungen.

Eine neue Bewohnerin (mit einer Hinlauftendenz) bleibt wirklich zwei Stunden lang ruhig sitzen und beteiligt sich eifrig beim Zubereiten und Spülen.

Fazit:

Die Bewohner freuen sich. Man merkt es anhand der Mimik, der roten Wangen oder auch an dem festem Händedruck beim Abschied. Einige Bewohner sagen schlicht: „Schön".

Das Kochen kommt sehr gut an. Die Bewohner erkennen eine Struktur und finden sich darin wieder. Sie gibt ihnen Orientierung und verschafft Sicherheit durch die Zeitfolge der Abläufe.

Besonders wird die gemeinsam Mahlzeit mit den Teammitgliedern genossen.

Es herrscht eine angenehme und entspannte Atmosphäre.

Großküchen, Catering & Co.

Mit dem Zeitalter der Industrialisierung kam die Schnelllebigkeit. Fastfood-Gerichte und Fertigspeisen, aufgewärmt in der Mikrowelle. Man aß nicht mehr gemeinsam, sondern jeder für sich einfach zwischendurch. Oftmals wird gegessen, wenn es der Tagesrhythmus gerade erlaubt.

Heute wird in den Seniorenheimen das Essen im Hause selber gekocht (wenn man Glück hat) oder durch Catering-Firmen geliefert. Es kommt in großen Wagen nach oben und wird direkt portionsweise auf den Tisch gestellt. Wo bleibt da noch das Gefühl für das bewusste Essen? Die Menschen bauten früher oftmals das Gemüse selber an und hielten Kaninchen und Hühner zum Eigenverbrauch.

Mir ist in meinem Projekt wichtig, die Vorzüge der alten Ernährungsweise, der familiären Traditionen und der Esskultur erneut zu entdecken und den Bewohnern die Freude am Essen wieder zu geben.

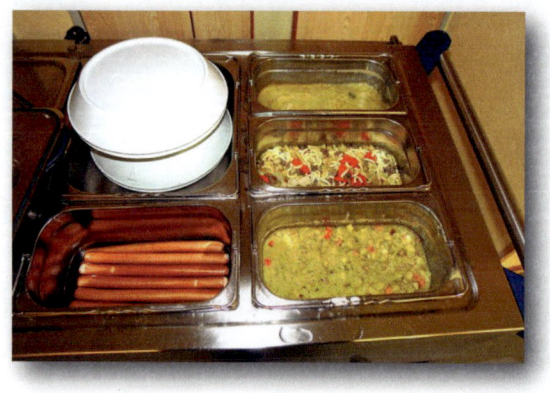

Zwischendurch wird gesungen und Sprichwörter ergänzt

Während das Essen auf dem Herd kocht, ist es wichtig, die dementen Bewohner weiter zu beschäftigen, damit keine "Fluchtgedanken" aufkommen. Dazu bietet es sich an, gemeinsam alte, bekannte Lieder zu singen und traditionelle Sprichwörter zu ergänzen. Auch hierbei wird wieder in spielerischer Weise das Langzeitgedächtnis reaktiviert. Manche Bewohner erweisen sich dabei als wahre Künstler und mit den dabei gesammelten Anekdoten könnte man durchaus ein weiteres Buch füllen.

Hier einige bekannte Sprichwörter:

- Viele Köche verderben den Brei
- Liebe geht durch den Magen
- Ist die Suppe versalzen, ist der Koch verliebt
- Früh übt sich, wer ein Meister werden will
- Morgenstund hat Gold im Mund
- Alle guten Dinge sind Drei
- Alte Liebe rostet nicht.

Bei den Lieder bieten sich die Folgenden besonders an:

- Alle Vögel sind schon da
- Die Vogelhochzeit
- Hoch auf dem gelben Wagen
- Guten Abend, gute Nacht

Bildimpressionen

Nachfolgend möchte ich einige Fotos aus den vorangegangenen Kochtagen zeigen, die anschaulich vermitteln, in wie weit demente Bewohner nach einiger Zeit ihre feinmotorischen Fähigkeiten, mitunter auch mit kleine Hilfestellungen durch die Mitarbeiter wieder entdecken.

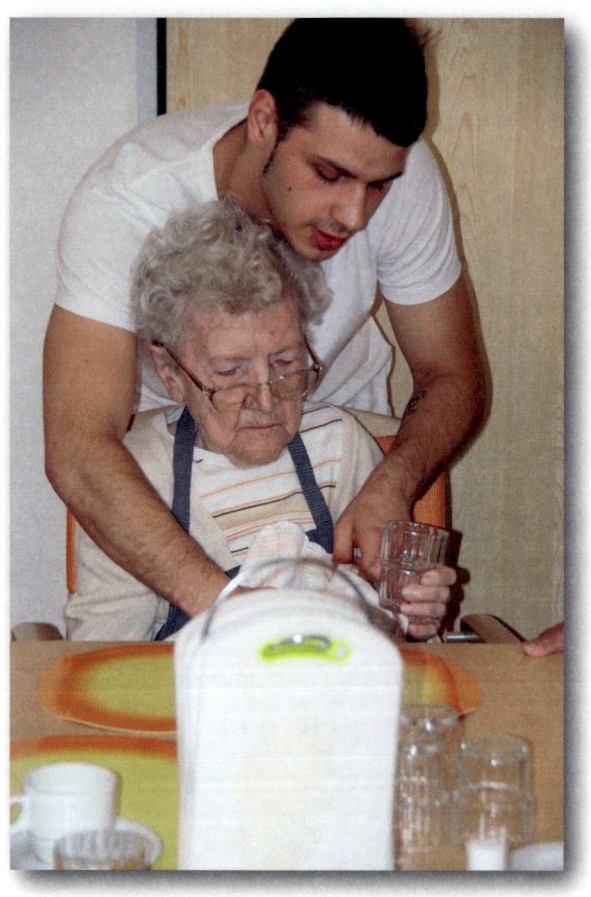

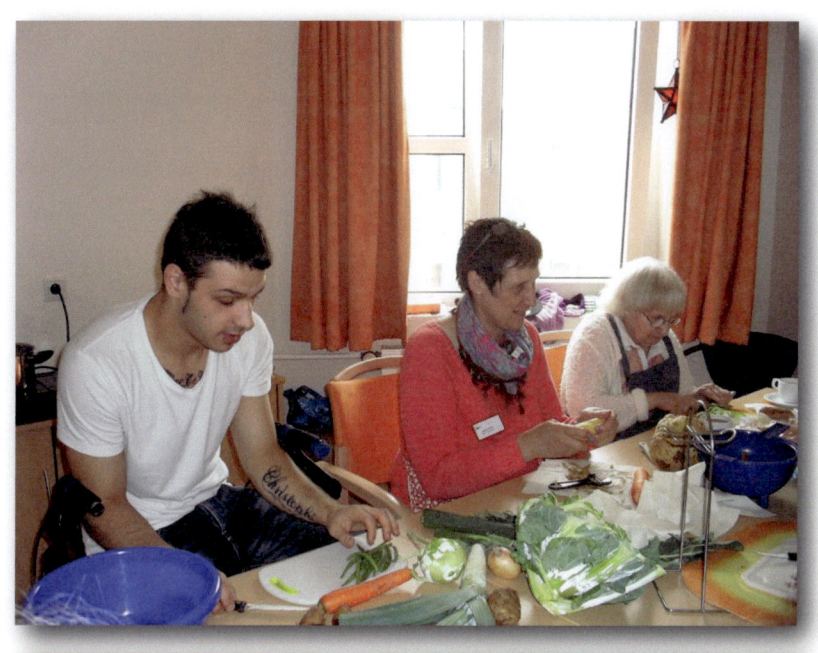

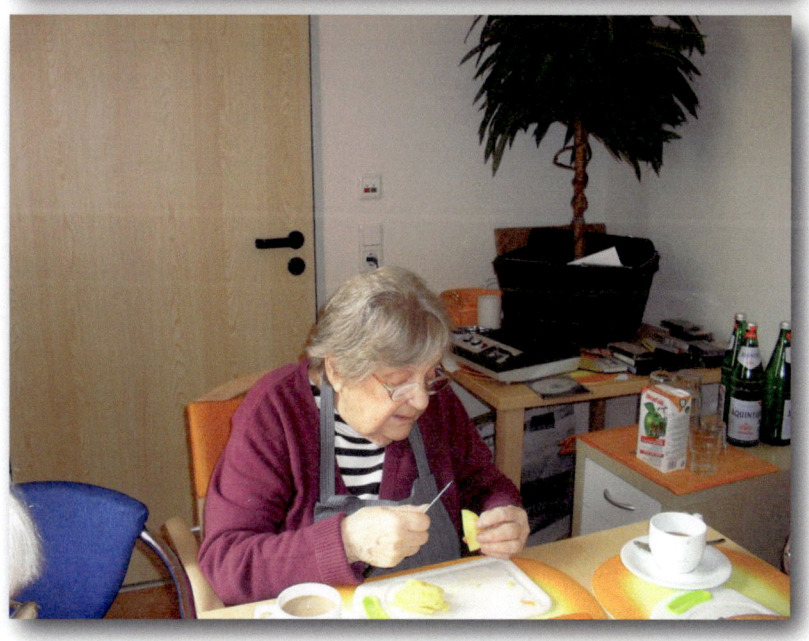

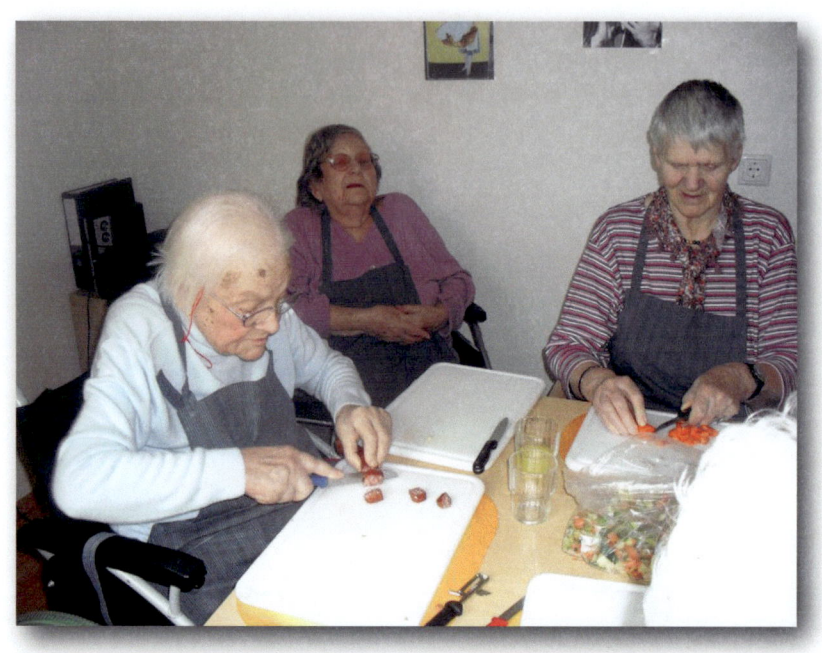

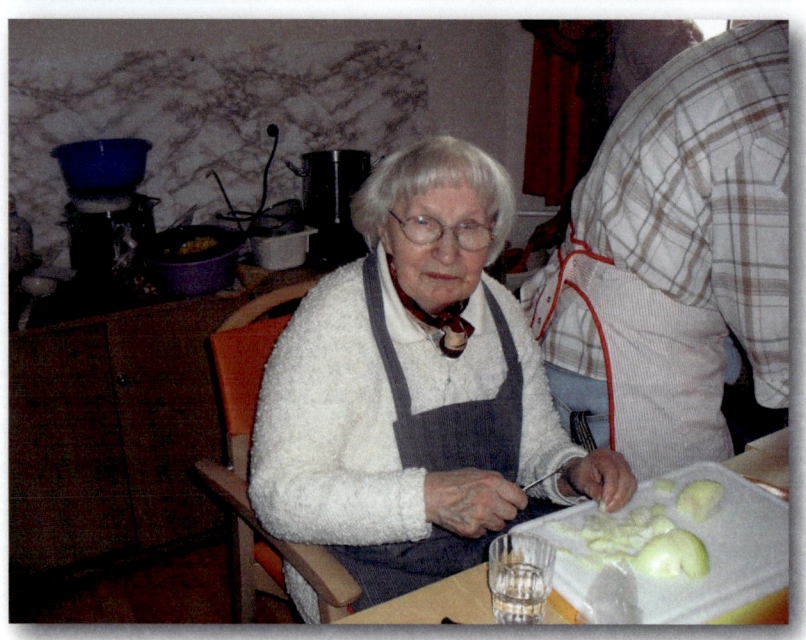

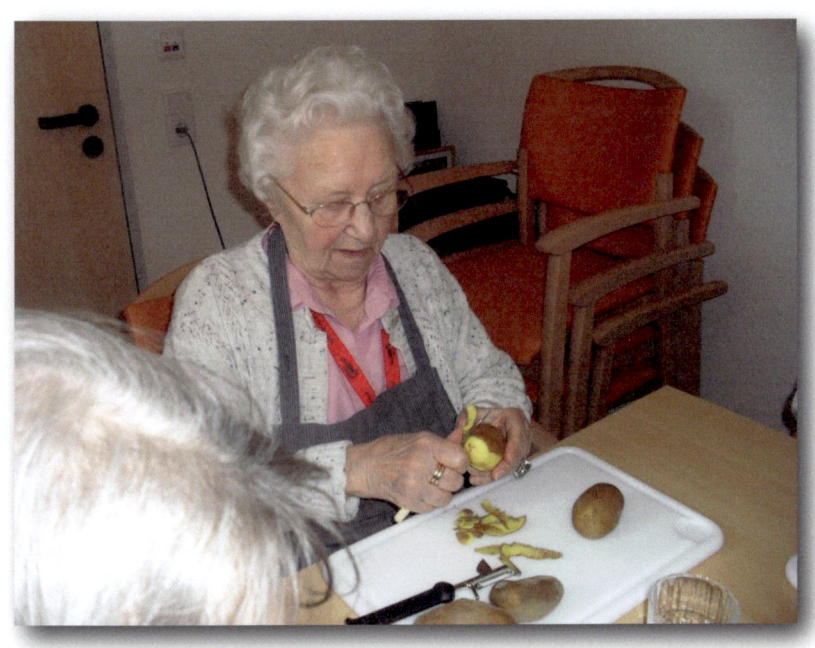

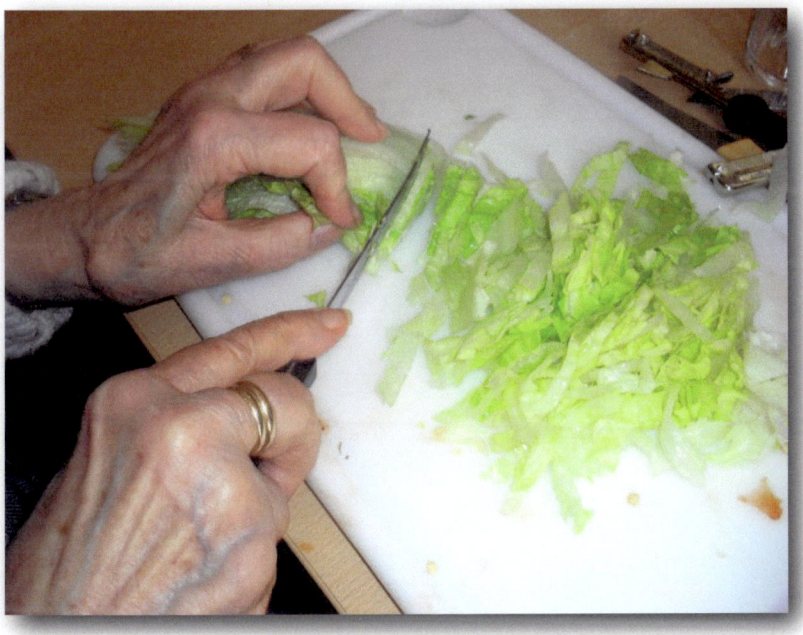

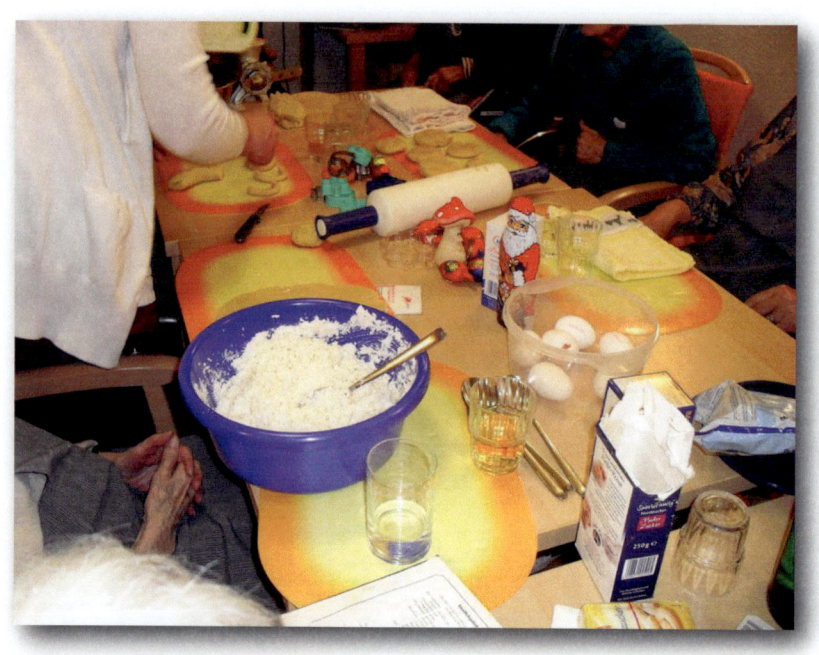

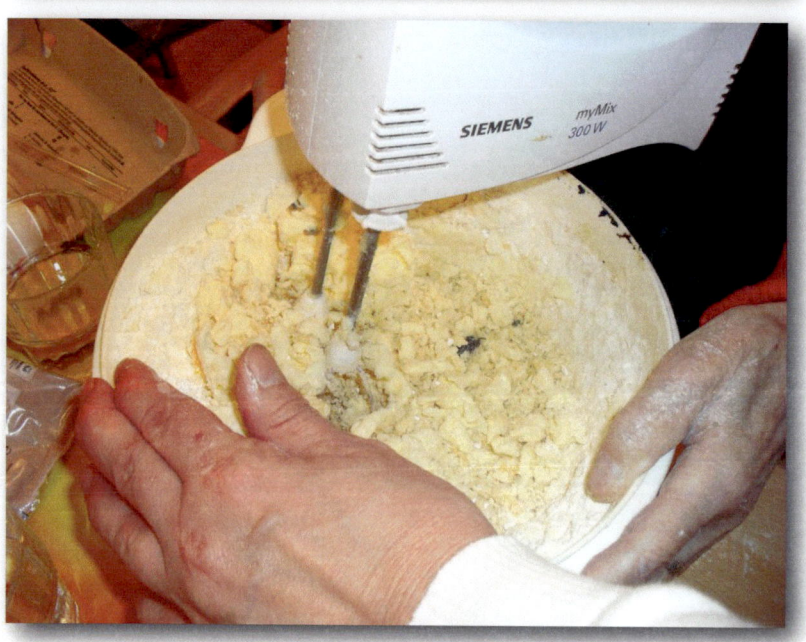

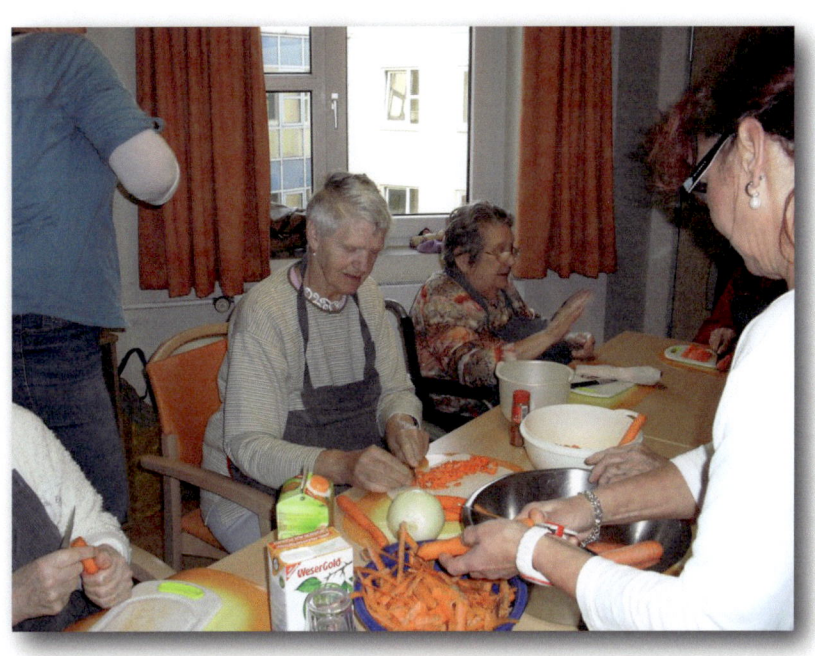

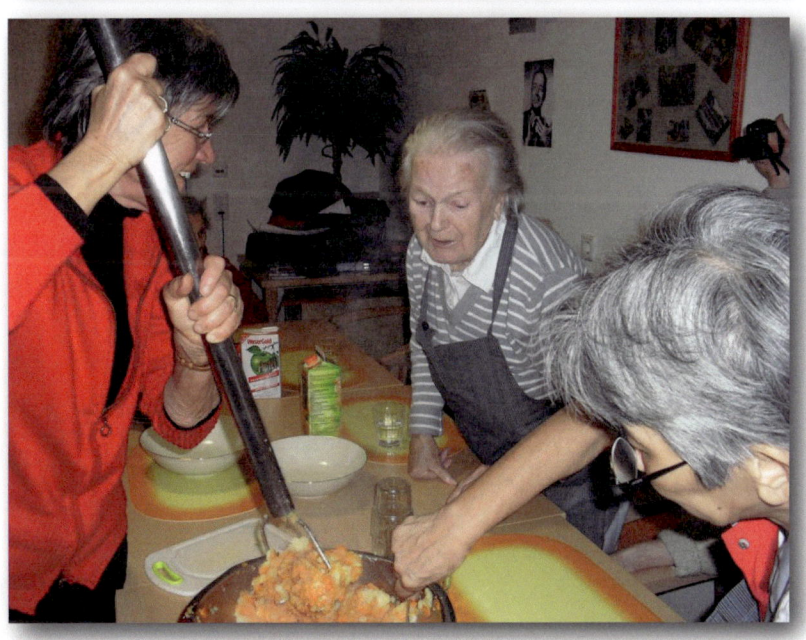

Heringsstip mit Pellkartoffeln (6 bis 8 Personen)

Zutaten:

- 3 kg Kartoffeln
- 12 Bismarck - Heringe
- 1 kleines Glas Gewürzgurken
- 2 Zwiebeln
- 2 Äpfel
- Saure Sahne
- Sahne
- Crème-fraîche
- Mayonnaise
- Salz
- Pfeffer

Zubereitung:

Kartoffeln waschen, aufsetzten und kochen. Die Heringe in kleine Stücke schneiden. Gleichfalls die Zwiebeln, Äpfel und Gurken klein schneiden. Alles zusammen in eine Glasschüssel geben.

Soße aus Sahne, Crème-fraîche, saurer Sahne, Mayonnaise, Salz und Pfeffer zubereiten. Mit der Soße den Inhalt der Glasschüssel übergießen und vermengen. Das Ganze eine halbe Stunde ziehen lassen.

Die gekochten Kartoffeln abgießen, pellen und zusammen mit dem Heringsstip servieren.

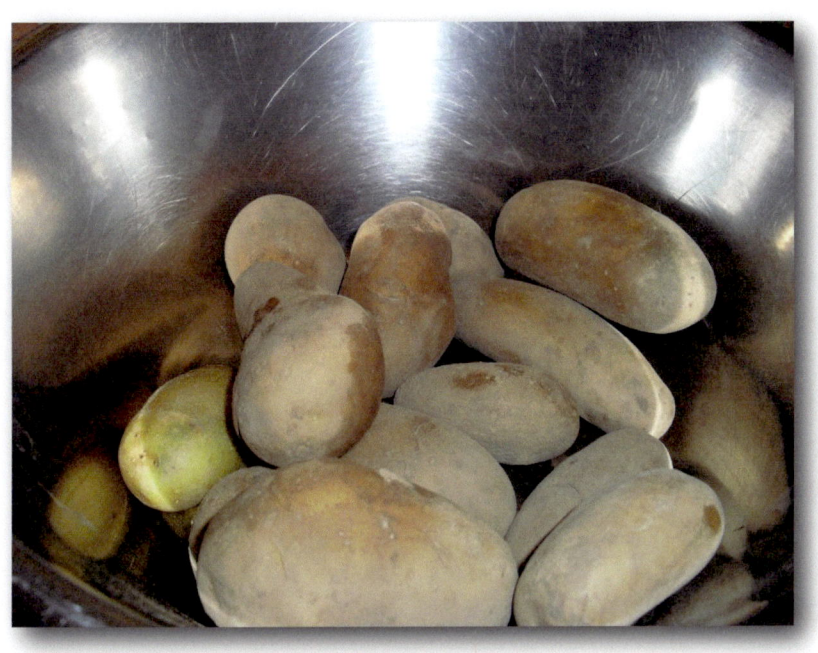

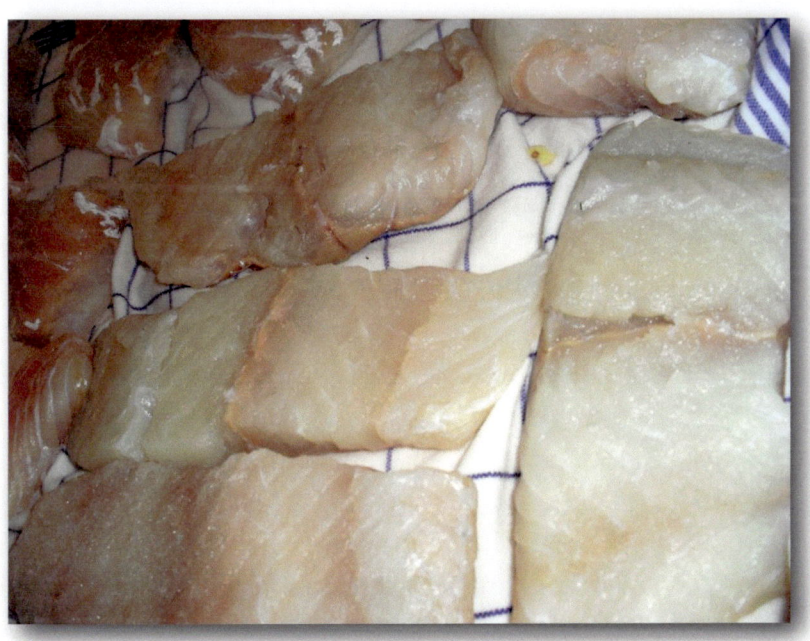

Möhrengemüse mit Frikadellen
(6 bis 8 Personen)

Zutaten:

- 3 kg Möhren
- 2 kg Gehacktes
- 1 Zwiebel
- 2 Eier
- 2 Toastscheiben
- 2,5 kg Kartoffeln
- Salz, Pfeffer, Paprikapulver, Brühe, Butter, Senf

Zubereitung:

Die Möhren sorgfältig schälen und in kleine Stücke schneiden. Die Stücke in einem Topf mit Salz und Brühe weich kochen. Nach dem Abschütten und Stampfen mit Butter abschmecken. Die Kartoffeln gründlich waschen, schälen und in kleine Stücke schneiden. Gleichfalls in Brühe kochen. Die Kartoffeln abschütten und stampfen. Anschließend mit dem Möhrengemüse vermengen.

Die Toastscheiben in Wasser einweichen. Das Gehackte mit Salz und Pfeffer abschmecken, die kleingehackten Zwiebeln dazugeben. Das Eiweiß / Eigelb und die eingeweichten, ausgedrückten Toastscheiben dazugeben. Mit Senf und Paprikapulver abschmecken.

Aus dem Teig kleine Bällchen formen und in einer Pfanne braten. Das Möhrengemüse zusammen mit den Frikadellen servieren.

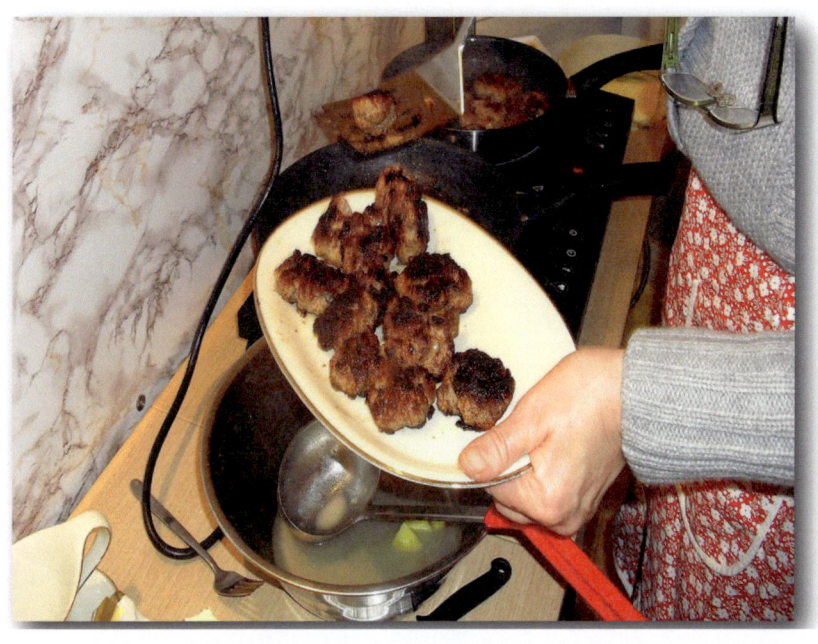

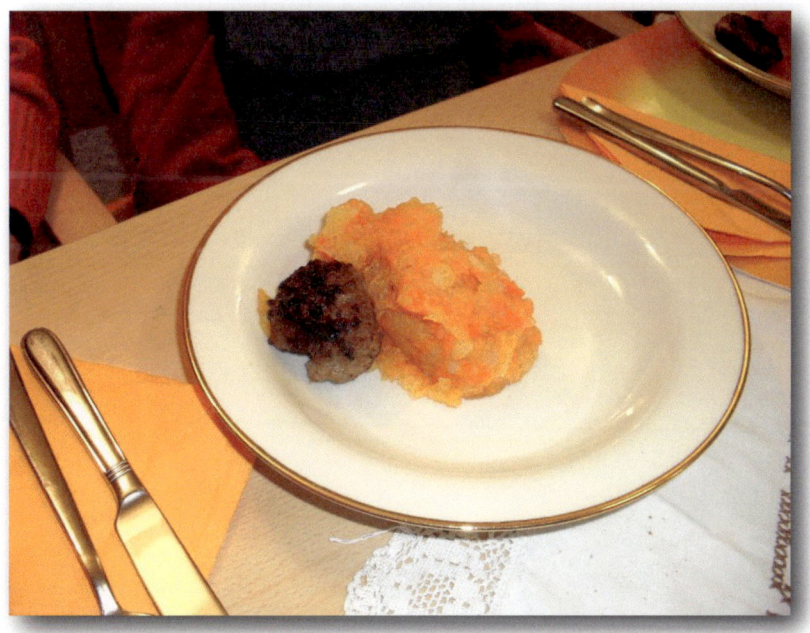

41

Wir backen Kokosmakronen (ca. 60)

Zutaten:

- 8 Eiweiß
- 400 g Kokosflocken
- 250 g Zucker
- zwei Esslöffel Mehl
- 1 Prise Salz
- Backoblaten

Zubereitung:

Das Eiweiß mit dem Zucker steif schlagen, Kokosflocken und Mehl unterheben. Den Teig eine Stunde ruhen lassen. Mit einem Teelöffel den Teig auf die Oblaten setzten und 10 bis 15 Minuten bei 180 Grad backen.

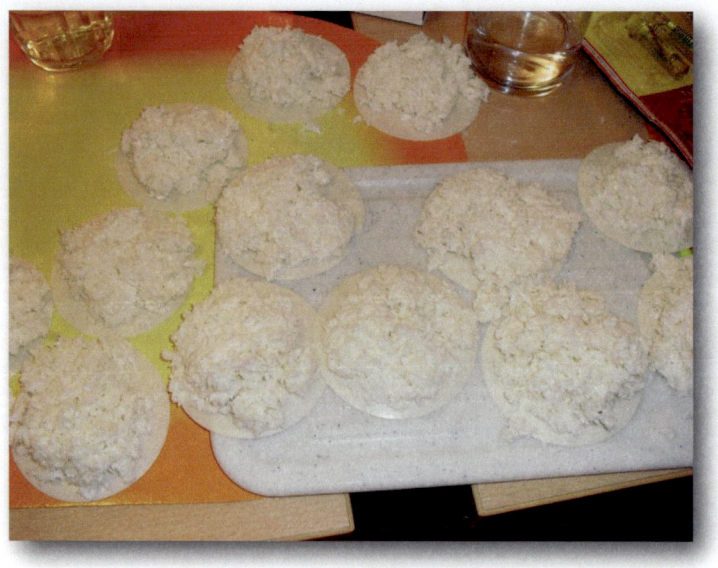

Wir backen Spritzgebäck

Zutaten:

- 500 g Mehl
- 250 g Zucker
- 2 Eier
- 250 g Butter
- Backaroma Zitrone
- 1 Teelöffel Wasser

Zubereitung:

Alle Zutaten miteinander vermengen und den Teig eine Stunde ruhen lassen. Mit dem Fleischwolf oder Ausstecher Plätzchen formen und circa 10 Minuten bei 180 Grad backen.

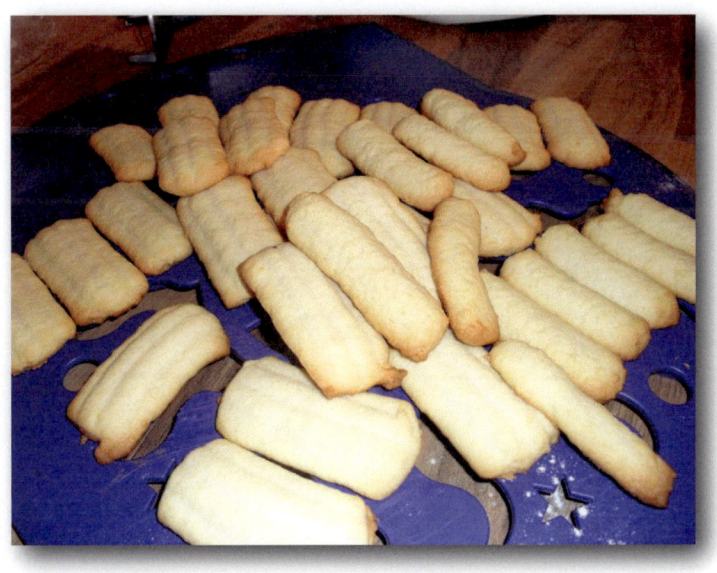

Wir backen Vanillegipferl

Zutaten:

- 80 g Puderzucker
- 250 g Mehl
- 1 Vanilleschote
- 150 g Butter
- 1 Prise Salz
- 150 g gemahlene Mandeln
- 1-2 Päckchen Vanillezucker

Zubereitung:

Das Mehl fein sieben. Alle anderen Zutaten mit dem Mehl und den Puderzucker vermengen. Den Teig eine Stunde ruhen lassen. Aus dem Teig kleine, dünne Rollen formen (ca. 5 cm lang), schneiden und daraus Hörnchen formen. Bei 180 Grad circa 10 Min backen. Die noch warmen Gipfel in einem Gemisch aus Puderzucker und Vanillezucker wälzen.

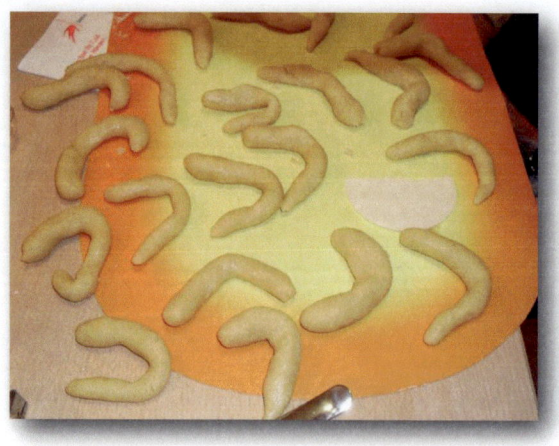

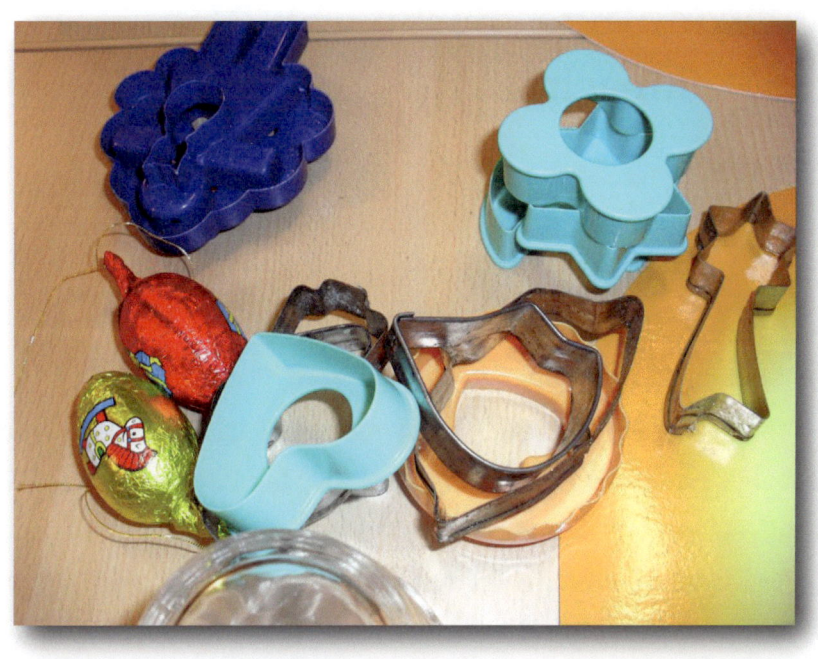

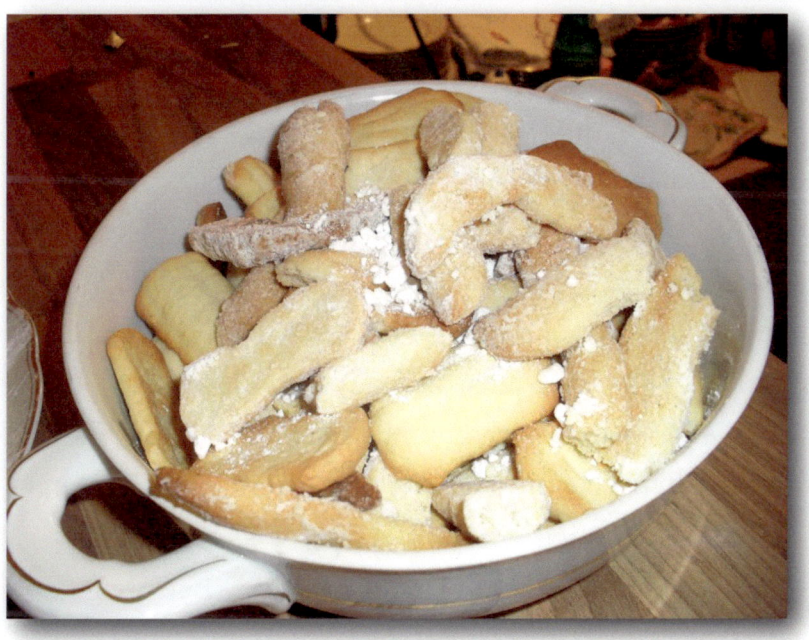

Reflexion eines Backnachmittags zur Weihnachtszeit

Die Bewohner werden durch das Team begrüßt. Alle Backzutaten stehen schon auf dem Tisch. Der Mixer, die Küchenwaage und die Schüsseln stehen auch schon bereit.

Ich bitte eine Bewohnerin, die Zutaten vorzulesen. Mit leiser Stimme werden einige Zutaten genannt. Ich erkläre der Reihenfolge nach die einzelnen Zutaten. Das Backaroma und die Vanilleschote werden zum Riechen herumgereicht.

Alle Zutaten werden in der Schüssel mit dem Mixer vermengt. Eine Bewohnerin darf rühren. Eine weitere Bewohnerin hält die Schüssel fest. Der Teig wird geknetet und herumgezeigt. Einige Bewohner bekommen den Teig zum fühlen und zum Naschen in die Hand. Es werden drei Teige zubereitet.

Frau Deichmann hat einen Fleischwolf mitgebracht. Sie erklärt den Umgang damit. Der Teig wird eingefüllt und durch eine Bewohnerin am Ausfluss mit dem Messer abgeschnitten. Frau S. legt die Plätzchen auf ein Backblech. Die Bewohner können alles genau verfolgen. Der Backofen wird vorgeheizt und die Plätzchen werden gebacken.

In der Zwischenzeit wird abgeräumt. Die große Spülschüssel wird auf den Tisch gestellt. Ich spüle, einige Bewohner trocken ab. Im Hintergrund erklingt Weihnachtsmusik. Nach dem Spülen werden einige Weihnachtslieder gesungen und eine Weihnachtsgeschichte vorgelesen. Nach dem Backen der Plätzchen werden die Vanillegipferl in Puderzucker gewälzt. Jeder Bewohner darf sich Plätzchen aussuchen und essen.

Von dem Duft angelockt erscheinen noch einige andere Bewohner und das Pflegepersonal. Jeder darf mal probieren. Sohn und Schwiegertochter von Frau K. schauen vorbei und führen ein Gespräch mit der Mutter und dem Team. Sie freuen sich, dass es der Mutter gut geht und verabschieden sich später.

Nach dem Backen und Plätzchenverzehr verabschiede ich mit einem Bewegungslied die Bewohner und bedanke mich bei allen. Ich verkünde den Kochtermin für Januar (Himmel und Erd) und die Teammitglieder begleiten die Bewohner zurück auf die Zimmer.

Anschließend wird aufgeräumt und wir bringen die restlichen Plätzchen zum Verzehr in den Erschließungsbereich und in die Wohnküchen.

Die anderen Bewohner sind von der Backkunst begeistert und freuen sich über die selbst gemachten Plätzchen

Fazit:

Es ist anstrengend (nach einem stressigen Frühdienst), bringt aber eine große Befriedigung durch die Ausstrahlung und Freude der Bewohner. Wie immer kommen erstaunliche Fähigkeiten zum Vorschein. In der Erinnerung schwelgen, vom traditionellen Backen zum Weihnachtsfest. Hier wird ein alter Brauch gefeiert. Die Wangen der Bewohner glühen. Das Langzeitgedächtnis wird aktiviert (u.a. durch ein Gedicht „Draußen vom Walde komm ich her"). Toller Beitrag. Ich selber kann die Strophen nicht mehr. Frau Deichmann hat einige Bilder gemacht.

Viele der Bewohner können sehr lange aushalten. Sie sehen mit Begeisterung beim Zubereiten des Teiges zu, formen Plätzchen und füllen auf die Backoblaten die Kokosmasse. Eine Bewohnerin wird unruhig, möchte aufstehen, kann aber animiert werden, weiterzumachen. Sie hat nicht gerne Teig an den Händen (ist ihr zu klebrig). Später kommt ihre Tochter, da möchte Sie noch bleiben.

Als ich Sie auf das Zimmer bringe, hält Sie meine Hand und kann sich nicht entscheiden, zu ihrer Tochter zu gehen oder an meiner Hand zu bleiben.

Das sind für mich Momente mit einem großen Glücksgefühl und ich freue mich über das Projekt und werde mit den Teammitgliedern weiter am Projekt und seinen Erfolgen arbeiten.

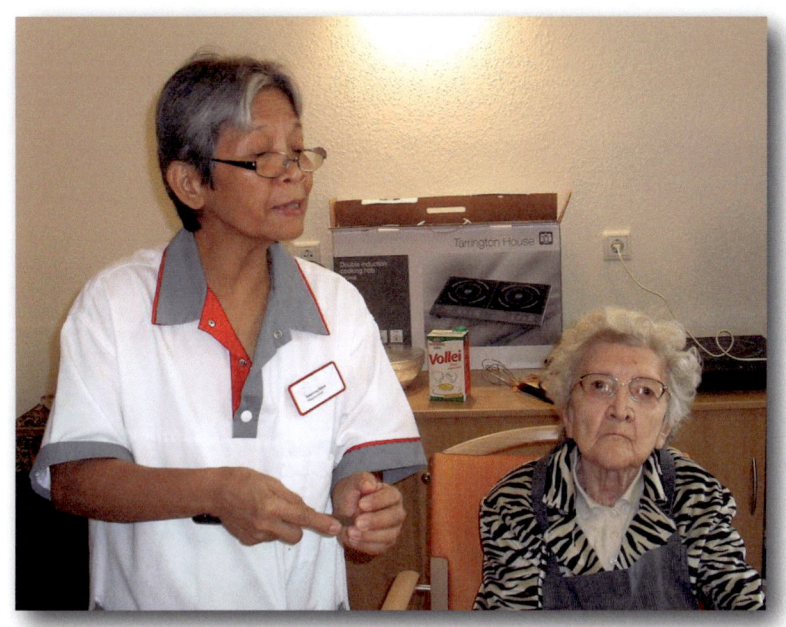

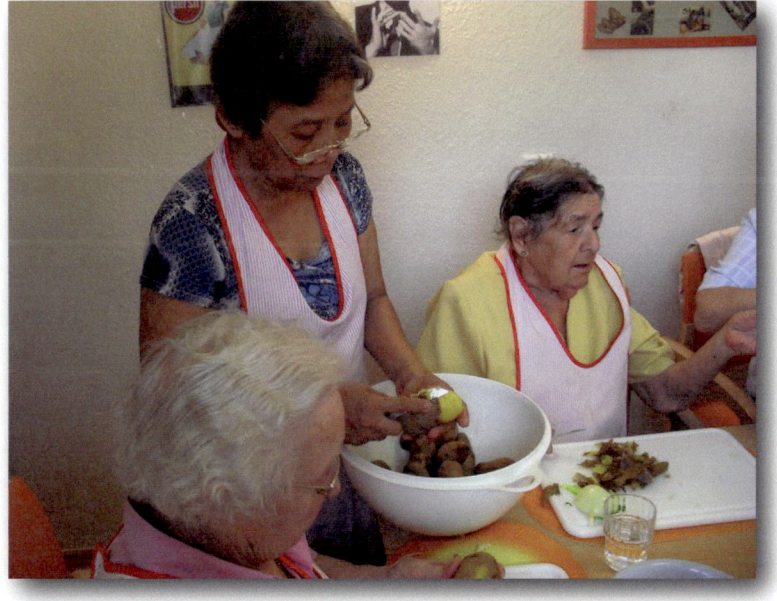

Himmel und Erd
(6 bis 8 Personen)

Zutaten:

- 3 kg Kartoffeln
- 3 kg Äpfel
- 1 Kringel Blutwurst
- 5 Bratwürstchen
- 3 Zwiebeln
- 200 g Zucker
- 200 Milch
- 100 g Butter
- Oel, Salz, Pfeffer

Zubereitung:

Die Kartoffeln waschen, schälen, in kleine Stücke schneiden und in Salzwasser gar kochen. Danach die Kartoffeln abgießen und gründlich stampfen. Die gestampften Kartoffeln mit Butter, Milch und etwas Salz vermengen. Das Ganze zu einem feinen Kartoffelpüree verarbeiten. Die Äpfel schälen, entkernen und in kleine Stücke schneiden. Mit Wasser zu Apfelmus kochen und mit dem Zucker süßen.

Die Blutwurst in Scheiben schneiden und mit den Bratwürsten in der Pfanne braten. Die Zwiebeln würfeln und in der Pfanne glasig garen. Die Blutwurstscheiben und / oder die Bratwürste mit dem Apfelmus und dem Kartoffelbrei servieren. Je nach Geschmack die gewürfelten Zwiebeln darüber streuen.

Himmel und Erd ist ein seit dem 18. Jahrhundert bekanntes und in mehreren Regionen traditionelles Gericht (rheinisches-westfälische, niedersächsische und schlesisch).

Es bestand ursprünglich aus Stampfkartoffeln und Apfelmus, welche mit gebratener Blutwurst serviert wurden. Später wurde das Gericht um weitere Zutaten erweitert. So werde mitunter auch gebratener Speck und gewürfelte, glasig gegarte Zwiebeln dazu gereicht.

Das Gericht erhielt seinen von der alten Bezeichnung für die Kartoffel. Diese nannte man früher in vielen Regionen schlicht Erdapfel. Man verband mit dem Himmel die Äpfel an den Bäumen und mit der Erde die Kartoffeln im Boden.

Viele ältere Bewohner erinnern sich noch an die sogenannten schlechten Zeiten, in denen Lebensmittel knapp waren und nur das gegessen werden konnte, was gerade (vor allem in Kriegszeiten) selber angebaut wurde. Diese Erinnerungen sind immer noch präsent, weil sie die Menschen dieser Generation entscheidend geprägt haben.

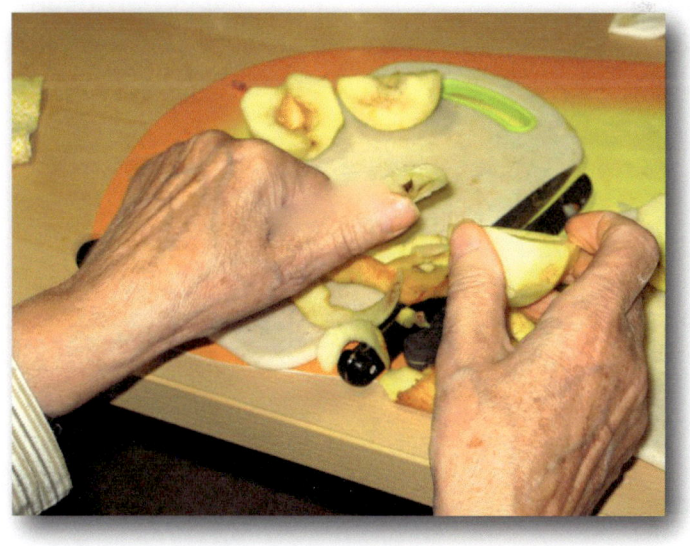

Interview mit einer Angehörigen

Ich habe mich mit der Bewohnerin Frau Sch. und Tochter über das Kochprojekt unterhalten. Es kommt bei der Tochter gut an. Frau Sch. selber kann sogar der Tochter im Nachhinein erzählen, dass es ihr gut gefallen hat und das gekocht worden ist. An Einzelheiten kann Sie sich jedoch nicht mehr erinnern.

Auf die Nachfrage meinerseits, wie die Möhren und Frikadellen geschmeckt haben, sagte Frau Sch.: „Das können Sie wieder machen". Sie strahlt mich hierbei an.
Gut findet die Tochter, dass die Termine frühzeitig mit den einzelnen Rezepte ausgehangen werden. Die Mutter kann noch lesen, versteht aber nicht immer den Sinn. Die Tochter kann dann beim Besuch der Mutter ihr den Aushang vorlesen und sich selber auf den Termin einstellen. Auch das am Nachmittag gekocht wird, sieht sie positiv, da Sie selber berufstätig ist. Des weiteren wurde früher bei Familie Sch. immer erst zum Abend warm gegessen.

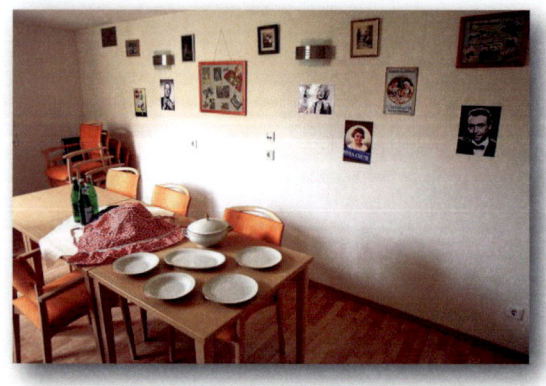

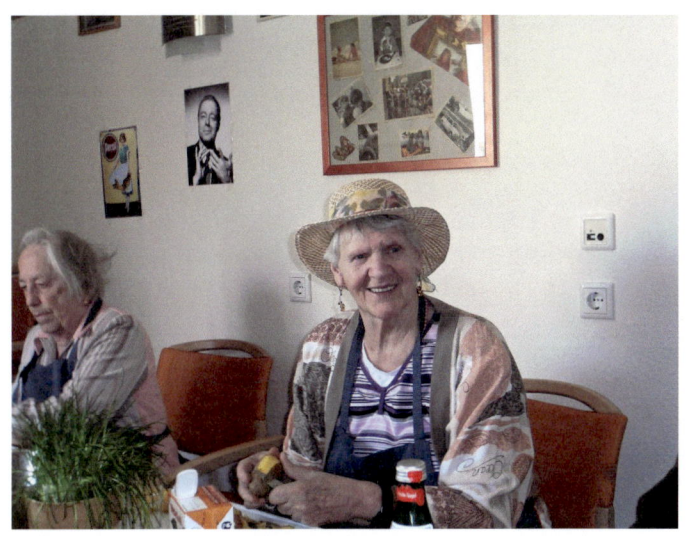

Auf die Nachfrage der Raumgestaltung kommt ein positives Feedback. Die Bewohner fühlen sich in dem Raum geborgen, dieser ist aber etwas klein (Aussage der Tochter). Ich erkläre ihr, das wir leider keine Küche haben und wir in den Räumlichkeiten improvisieren müssen.

Die alten Schlager im Hintergrund werden gut angenommen, Die Mutter hört alles gerne, vor allem Andrea Berg, Flippers, James Last und alles von WDR4. Ich fragte die Tochter noch, was ihre Mutter gerne isst. „Alles, besonders Fisch, gerne Suppen."

Frau Sch. selber wurde in dem Interview immer mit einbezogen. Sie fand vor allem das alte Geschirr mit dem Goldrand toll (es stand auf dem Tisch). Hiermit konnte Sie sich mit der Kochgruppe identifizieren.

Wirsinggemüse mit Hackbällchen (6 bis 8 Personen)

Zutaten:

- 1 großer Wirsing
- 2,5 kg Kartoffeln
- 1,5 kg Gehacktes
- 1 Zwiebel
- 2 Eier
- 200 g Fett
- 250 ml Milch
- 100 g Mehl
- Instantbrühe
- Salz, Pfeffer, Muskat, Senf, Brühe, zwei Toastscheiben

Zubereitung:

Den Wirsing klein schneiden und in Salzwasser kochen. Anschließend abgießen und die Brühe aufheben. Die Kartoffeln waschen, schälen und in kleine Würfel schneiden. Die Kartoffelwürfel in Salzwasser kochen. Das Gehackte mit 2 Eiern, der kleingeschnittenen Zwiebel, Salz, Pfeffer, Senf, und den in Wasser eingeweichten Toastscheiben (ausgedrückt) gründlich vermengen. Aus der Masse kleine Klöße formen und in Salzwasser kochen.

In einem Topf einen Mehlschwitze aus Margarine, Mehl und Milch anrichten. Die Mehlschwitze mit der Wirsingbrühe aufgießen, so das es eine cremige Soße entsteht. Das Ganze mit Salz, Pfeffer und Instantbrühe abschmecken.

Nacheinander die Kartoffelwürfel, den Wirsing und zum Schluss die Hackbällchen unterrühren.

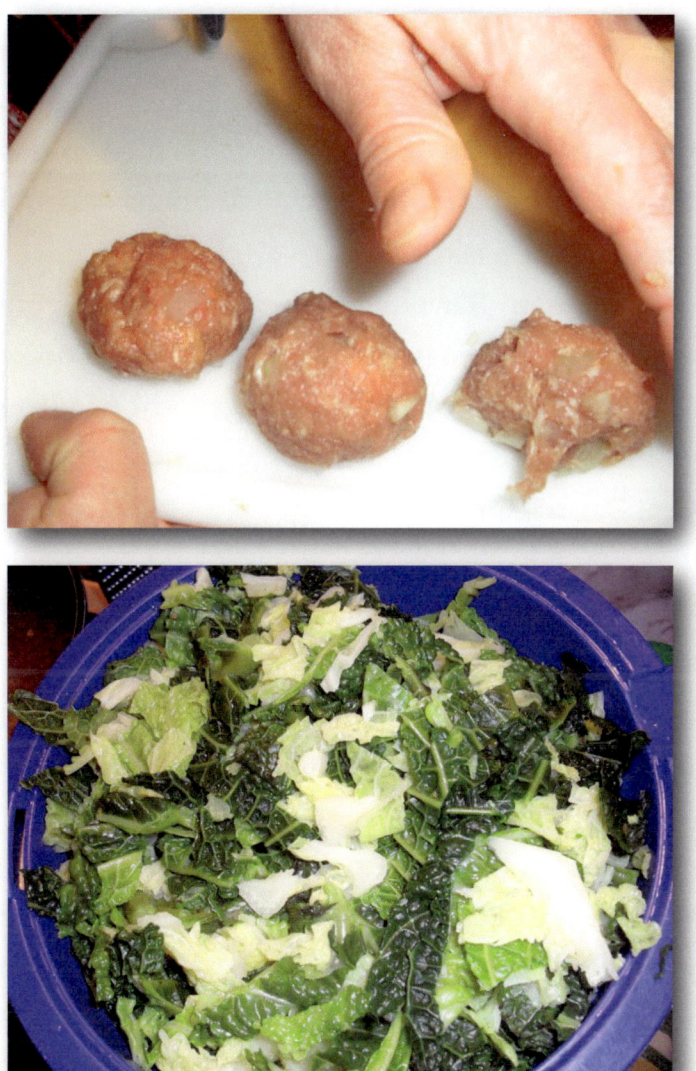

Reflexion eines Kochnachmittages
Wirsinggemüse mit Hackbällchen

Der Raum der Fliegenpilze wurde durch Frau Deichmann und Frau Müller vorbereitet. Sets, neue Schneidebretter und Schälmesser wurden an jeden Platz gelegt. Getränke und Zutaten kamen in die Mitte. Die Bewohner wurden in den Raum gebracht und jeder bekam eine Schürze umgebunden. Danach wurden die Hände gesäubert.

Ich begrüße jeden Bewohner einzeln mit Namen, gleichfalls die Teammitglieder. Die neuen Bewohner werden noch einmal besonders begrüßt. Ich stelle vor, was gekocht werden soll. Eine Kartoffel wird herumgereicht, um zu sehen, zu riechen und zu fühlen. Der Wirsing wird gezeigt.

Es wird von den Bewohnern geschält und geschnitten. Der ein oder andere benötigt dabei etwas Hilfe. Für Frau S. gibt es ein neues Messer für Linkshändler.
Frau B. kann auf Grund fortgeschrittener Demenz keine Handlungen mehr umsetzen. Sie faltet ein Handtuch und sitzt still dabei.
Frau T. ist empört, das Sie arbeiten soll. Sie sei ja schließlich im Urlaub oder zu Besuch (so ähnlich klangen ihre Worte). Sie fragt andauernd, was das alles soll? Als ich das Gehackte zubereite, wollte Sie probieren. Sie bekam ein wenig Gehacktes und

meinte dann, ich sei geizig. Man konnte ihr nicht verständlich machen, dass das rohe Gehackte nicht schmeckt.

Frau H. schneidet mit großem Eifer die Kartoffel. Frau Sch. ist gleichfalls voll bei der Sache. Frau S., eine neue Bewohnerin, ist mit sichtlicher Freude dabei. Sie war immer eine gute Hausfrau (das merkt man hier deutlich). Das Gehackte wird zubereitet. Hierbei kann Frau S. wertvolle Tips der Zubereitung geben (wie z.B. das etwas Senf dazu zu geben). Das Gehackte wird probiert, danach dürfen die Bewohner kleine Fleischklopse formen. Die Kartoffeln und der klein geschnittene Wirsing werden in Salzwasser gekocht.

Die Fleischbällchen werden ebenfalls in einer Gemüsebrühe gekocht. Frau N. schaut später noch vorbei. Nach dem Zuschneiden der Zutaten wurde wie immer in der großen Schüssel gespült. Alle helfen fleißig beim Abtrocknen mit.

Frau Sahm liest Sprichwörter vor. Es werden zwei Lieder („Kommt ein Vogel..." und „Die Vogelhochzeit") gesungen.

Die Kartoffeln und der Wirsing werden abgegossen. Es wird eine Mehlschwitze hergestellt und darin die Zutaten nacheinander vermengt. Hierbei muss noch nachgewürzt werden.

Der Tisch wird durch die Bewohner und Helfer mit der alten bestickten Tischdecke meiner Großmutter gedeckt. Dazu kommt das alte Porzellan mit dem Goldrand. In der Mitte steht eine Vase mit Osterglocken. Der Eintopf wird auf dem Tisch präsentiert.

Ich spreche eine Tischgebet (Segne Vater diese Gaben) und wünsche allen einen guten Appetit. Das Essen wird auf Wunsch portioniert auf die Teller gebracht. Die Helfer bekommen ebenfalls eine Portion, gleichfalls vom Essenduft angelockte die anderen Bewohner und Kollegen.

Bei der Mahlzeit nimmt man sich Zeit und kommt ins Gespräch. Die Tochter von Frau S. schaut vorbei und freut sich über die Aktivität ihrer Mutter.

Frau Deichmann und ich gehen mit dem Eintopf herum und verteilen noch weitere Portionen. Alle sind begeistert. Auch unserem Chef, Herrn Strohmann, schmeckt es ausgezeichnet. Nach dem Essen wird wie immer gespült und abgetrocknet. Zum Abschluss wird das Gericht für März besprochen (Graupensuppe und Quarkspeise).

Ich singe das Bewegungslied und verabschiede jeden Bewohner einzeln.

Fazit:

Der Nachmittag war wie immer gelungen, trotz eines anstrengenden Frühdienstes und einer Fortbildung. Es waren neue Bewohner dabei. Frau S. eignet sich gut für die Kochgruppe. Frau T. blieb zwar bis zum Ende, hat aber nicht aktiv mitgeholfen, jedoch auflockernde Kommentare gegeben.

Frau B. war sehr still und hat nicht zugeschnitten, aber abgetrocknet. Frau B. konnte leider keine Handlungen umsetzen.

Frau S. lächelt, man sieht ihr die Lebensfreude sichtlich an. Frau E., wie immer zu Anfang scheu wie ein Reh, kann nicht genug vom Schneiden bekommen (ihre Wangen glühen). Frau K. macht fleissig mit. Sie war ganz bei der Sache und spricht viel von früher (z.B. das sie Gemüse angebaut haben). Frau H. ist wie immer aktiv dabei, lässt sich nicht ablenken, ist ruhig.

Frau M., das erste Mal dabei, ist begeistert und möchte weiterhin mitmachen. Ihre Mutter, Frau B., kam auch später noch hinzu und hat mitgegessen. Die Tochter von Frau S. findet die Rezepte immer gut und kommt ebenfalls wieder. Sie nimmt sich extra frei von der Arbeit.

Hier möchte ich noch einmal erwähnen, dass meine Teammitglieder spitze sind. Sie sind eine große Unterstützung für mich, denn ich muss viele kleine Dinge beachten. Da wir keine Küche haben, muss immer wieder improvisiert werden, Besteck holen, mal eine Mülltüte, mal Wasser von nebenan. Keiner murrt, alle sind mit großer Freude dabei.

Ich kann nur immer wieder sage, dass es großen Spaß macht, mit dieser Gruppe dementer Menschen zu arbeiten. Man bekommt sehr viel zurück (Vertrauen, Zuwendung, ein Lächeln). Am Ende eine Lächeln zu bekommen und ein Dankeschön ist ein tolles Geschenk.

Das Projekt wird auf jedem Fall weitergeführt und die Rezepte werden durch mich und mit Unterstützung meines Mannes in einem Kochbuch festgehalten.

Graupensuppe und Mandarinenquark (6 bis 8 Personen)

Zutaten Graupensuppe:

- 2,5 kg Kartoffeln
- 1 Bund Suppengemüse
- 500 g Rippchen oder Suppenfleisch
- 5 Mettwürstchen
- 5 Bratwürstchen
- 250 g kleine Speckwürfel
- 2 Zwiebeln
- 500 g Graupen
- 500 g Suppengemüse (tiefgefroren)

Zutaten Mandarinenquark:

- 1500 g Magerquark
- 200 ml Milch
- 200 ml Sahne
- 200 g Zucker
- 500 g Naturjoghurt
- 2 Dosen Mandarinen

Zubereitung Graupensuppe:

Das Fleisch und die klein geschnittenen Mettwürstchen in Salzwasser kochen. Die Kartoffeln klein schneiden und hinzugeben.

Das Suppengemüse (frisch und tiefgefroren) klein scheiden und gleichfalls hinzugeben. Die Graupen in einem Topf aufkochen und abschließend abgießen. Die Zwiebeln klein scheiden, würfeln und in einer Pfanne mit dem Speck zusammen schmoren lassen.

Die Pelle der Bratwurst entfernen und aus dem Innenleben kleine Klopse formen und in die Suppe geben. Mit Salz, Pfeffer und Brühe abschmecken.

Zubereitung Mandarinenquark:

Den Quark in einer Schüssel mit Jogurt, Sahne, Zucker, Milch vermengen. Die Mandarinen oben als Dekoration auflegen.

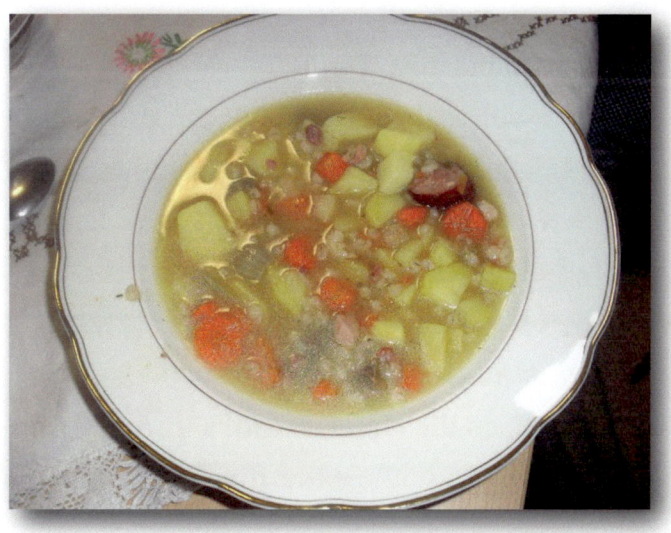

Reflexion des Kochnachmittags
Graupensuppe und Mandarinenquark

Der Kochtermin fand ausnahmsweise aufgrund Personalmangels an einem Samstagnachmittag statt. Vorbereitet wurde der Kochraum um 15.00 Uhr durch Frau Deichmann, Fr. During und Fr. Müller.

Der Tisch wurde mit Platzsets gedeckt. Schneidebretter und Schälmesser wurden verteilt und in die Mitte kamen die rohen Lebensmittel (Kartoffeln, Möhren, Sellerie, Porree). Ein Topf mit Suppenfleisch wurde aufgesetzt. Dabei bekam ich aber einen ganz schönen Schrecken, denn ich hatte vorab Suppenfleisch bestellt und bekam eine undefinierbare Plastiktüte mit fast schon passierten Fleisch. Das war nicht in meinem Sinne. Ich wollte ein ganzes Stück Suppenfleisch mit Knochen. Nun ja, wir haben dann das Vorhandene verarbeitet.

„Wir sind ja auch in einem Heim".

Die Bewohner wurde durch die Kollegen des Spätdienstes in den Raum gebracht und bekamen eine Schürze an. Das war mit kleinen Schwierigkeiten verbunden. Frau E. hatte sich in ihrem Zimmer eingeschlossen. Ich fand sie im Sessel und sie schaute auf den Boden. Offensichtlich war sie leicht depressiv und sagte ganz leise: „Ich muss hier bleiben".

Ich nahm Frau E. an die Hand, schaut sie an und sagte:
"Liebe Frau E., ich bin heute extra für Sie gekommen, um ge-

meinsam mit Ihnen zu kochen. Alleine schaffe ich das nicht, es ist soviel Arbeit. Kommen Sie doch bitte mit. Wenn es nicht geht, können Sie auf ihr Zimmer zurück gehen."

Ich begleitete Frau E. in den Raum und setzte Sie vorne nahe am Ausgang auf den Stuhl (sie blieb natürlich bis zum Ende). Frau H. hat sehr in ihren kognitiven Fähigkeiten abgebaut und wurde im Rollstuhl hereingebracht. Frau S. konnte durch die Kollegen nicht ermutigt werden.

Also ging ich in ihr Zimmer, führte ein emphatisches Gespräch und bat Sie mitzukommen. Sie ging dann ohne weitere Probleme mit.

Frau S. sagte:

„Ich kann nicht laufen, mein rechtes Bein tut weh".

Ich holte mir also einen Rollstuhl und bat Frau S., sich zu setzten. Und siehe da, Frau S. hat sich dann auf den Rollstuhl gestützt und diesen selbst bewegt. Ich begleitete sie in den Kochraum. Dort stand sie erst unschlüssig da und wollte wieder gehen. Durch den Schüler Chris ließ sie sich dann letztendlich aber überzeugen, auf einem Stuhl Platz zu nehmen. So, das war erst einmal geschafft.

Ich begann mit der Begrüßung (mit Namen natürlich) und stellte besonders noch einmal die neuen Mitglieder vor. Wir gedachten für einen Augenblick der verstorbenen Frau K.

Die Zutaten wurden gezeigt und wie immer fingen die Bewohner mit Hilfestellung an zu schneiden und zu schälen. Ich

zeigte Ihnen den Topf mit dem Fleisch und die schon abge-
kochten Graupen. Sofort fand eine Unterhaltung statt.

Wie war das doch früher?

Ich fragte Frau S., wie Sie früher die Graupensuppe gekocht
hatte. „Ich habe einen Topf mit Gemüse aufgesetzt und die
Graupen quellen lassen ".

Und wie war das mit dem Suppenfleisch? „Früher nahm man,
was gerade da war. Auch mal ein Stück Wurst. Meine Schwie-
gereltern haben selber geschlachtet."

Frau Müller erzählte mir, wie Sie die Suppe macht.

Nach der Zubereitung des Gemüses gesellte sich Frau P. zu
uns. Sie durfte natürlich vorne Platz nehmen (Frau B. wurde
von ihrer Tochter abgeholt. Sie kann auf Grund fortgeschrittener Demenz die Handlungen nicht mehr umsetzten und war
eine stille Beobachterin).

Frau P. war in ihrem Element. Ich bat sie, mir bei der Quark-
speise zu helfen. Sie stand auf und vermengte Quark, Joghurt,
Sahne und Zucker mit dem Schneebesen. Sie hatte sichtlich viel
Spaß hierbei.

Die Schüssel wurde weiter herumgereicht, damit auch die
anderen Bewohner den Quark verrühren konnten. Danach
durfte jeder probieren; auch die Mandarinen aus der großen
Dose. Danach wurde abgewaschen und jeder half mit. Frau Ps.
Augen strahlten.

In der Zwischenzeit kochte die Suppe. Ich tat die Zutaten hi-
nein und schmeckte die Suppe ab. Speck und Zwiebeln wur-

den ausgelassen. Der Duft zog durch alle Räume. Der eine oder andere Kollege warf einen Blick in unser Kochstudio.

Nach dem Abwasch der Bretter und Messer haben wir Sprichwörter ergänzt, wobei hier jeder seinen Beitrag leistete. Vor allem die neuen Bewohner. Ich habe eine Märzgedicht aufgesagt. Dann haben wir zwei Lieder gesungen (Im Märzen der Bauer und die Vogelhochzeit). Natürlich haben alle mitgesungen (welch eine tolle prophylaktische Maßnahme für die Lungen).

Der Tisch wurde mit der alten bestickten Tischdecke gedeckt. Auch hierbei kam man wieder ins Erzählen. Frau L. war ganz begeistert.

„Die ist aber schön, so etwas habe ich früher auch gemacht".

Das Geschirr kam auf den Tisch, Servietten wurden gefaltet. Im Hintergrund lief Musik (alte deutsche Schlager). Ein Tischgebet wurde gesprochen. Ich fragte dazu Frau S. und sie schlug „Segne Herr unsere Gaben" vor.

Die Graupensuppe stand nun auf dem Tisch. Jeder durfte soviel nehmen, wie er wollte. Frau K. sagte nach dem einen Suppenlöffel:

„Der Teller ist noch nicht voll". Also bekam Sie die Vertiefung des Tellers aufgefüllt. Ich wünschte allen einen Guten Appetit.

Auch die Teammitglieder bekamen zu Essen, ob im Sitzen oder Stehen. Alle haben gut und mit Genuss gegessen.

Frau H. und Frau B. bekamen Hilfe beim Essen, wobei Sie die Nachspeise komplett alleine gegessen haben.

Frau H. störte oft mit lauten „Hallo"-Rufen. Sie konnte jedoch aufgrund der Atmosphäre und der Gemeinschaft gut eingebunden werden. Die „Hallo"-Rufe nahm man dann kaum noch wahr.

Frau Sch. war nicht gut bei der Sache. Sie schlief überwiegend. Beim Essen erwachte sie. Sie nahm sich später noch von einer anderen Bewohnerin einen Teller und hat ihn leergegessen. Sie stand auf lächelte, war gut gelaunt und lief herum. Als Sie meinem Mann später auf dem Gang begegnete, suchte Sie ihr blaues Fahrrad. Mein Mann (von mir in die Kunst der Validation eingeweiht) begleitete die Bewohnerin auf der Fahrradsuche. Er erklärte ihr aber später, dass man jetzt, wo es dunkel ist, nicht mehr fahren kann. Damit gab Sie sich zufrieden.

Frau S. holte sich für ihre Schwester, Frau B., eine Portion Graupensuppe. Sie kam später strahlend wieder und sagte: "Meine Schwester hat alles aufgegessen".
Frau Oestreich ging mit einem Suppentopf auf die einzelnen Gänge und verteilte Suppe.

Frau Sch. und Frau W. traf ich auf dem Weg zum Abendbrot. Ich fragte, ob Sie auch Suppe essen möchten. Frau Sch. sagte, sie wolle die Suppe probieren. Wenige Minuten später im Speisesaal wollte Frau W. ebenfalls Suppe haben.

„Essen steckt doch an, vor allem wenn man nach alter Hausmannskost kocht." Das Essen zog sich hin. Mittlerweile war es schon 17.40 Uhr. Der ein oder andere Bewohner war müde.

Somit beschloss ich abzuräumen, das Bewegungslied zu singen und die Bewohner zu verabschieden. Hierbei wurde noch erwähnt, dass wir am Gründonnerstag backen und im April Fisch mit Kartoffeln kochen und dazu Salat machen.

Wir Teammitglieder haben dann noch gespült und aufgeräumt (Proben zum Einfrieren wurden entnommen).

Fazit:

Wie immer bereitet der Kochnachmittag grosse Freude. Sowohl den Bewohnern wie auch den Teammitgliedern. Es ist ein Stückchen Arbeit, damit es ein gelungener Nachmittag wird. Mittlerweile sind wir eine eingespieltes Team, das ruhig und harmonisch arbeitet. Das wiederum überträgt sich auf die Bewohner. Wir bekommen viel Spaß durch einzelne Anekdoten und lachen viel. Das ist pure Lebensfreude.

Frau P. ist natürlich willkommen, gehört aber eigentlich nicht zu dieser Gruppe (sie ist voll orientiert). Für uns ist Sie aber wichtig als Multiplikator. Wenn es ihr gefällt, macht das Projekt überall seinen Runde. Frau P. hat im übrigen auch zwei Märzgedichte vorgetragen. Sie war rundherum zufrieden.

Ich ging noch in das Zimmer von Herrn H. (die Angehörigen waren da). Ich fragte diese, ob Sie etwas von der selbstzubereiteten Suppe haben möchten. Frau H. war begeistert. Sie bekam eine Tasse mit Suppe und bedankte sich.

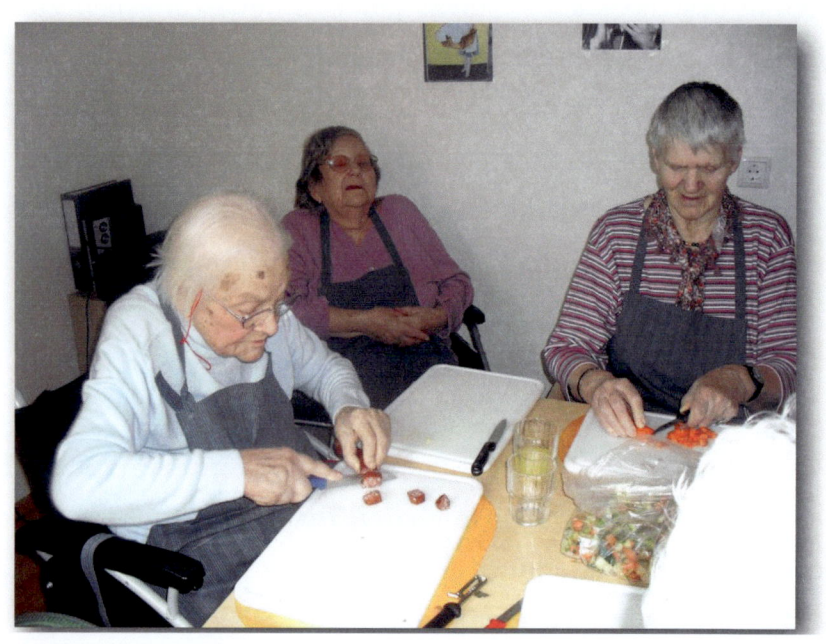

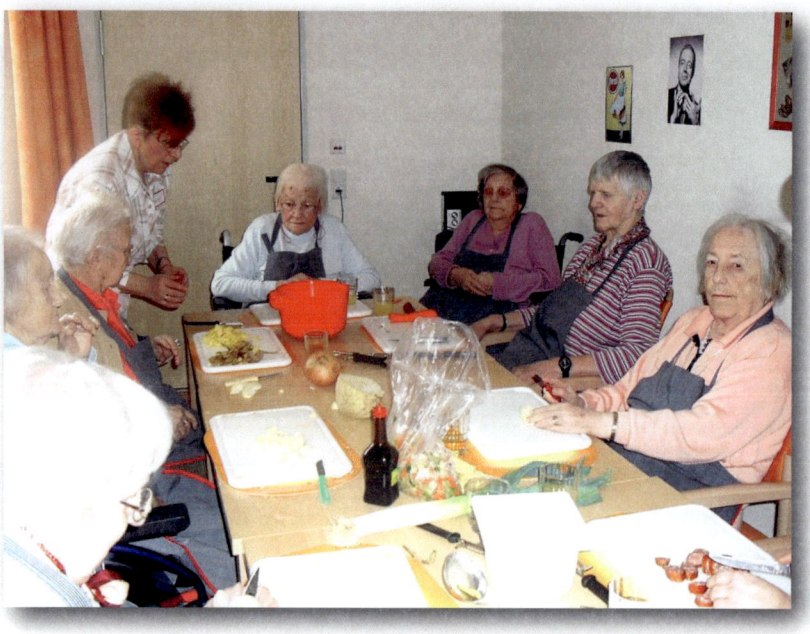

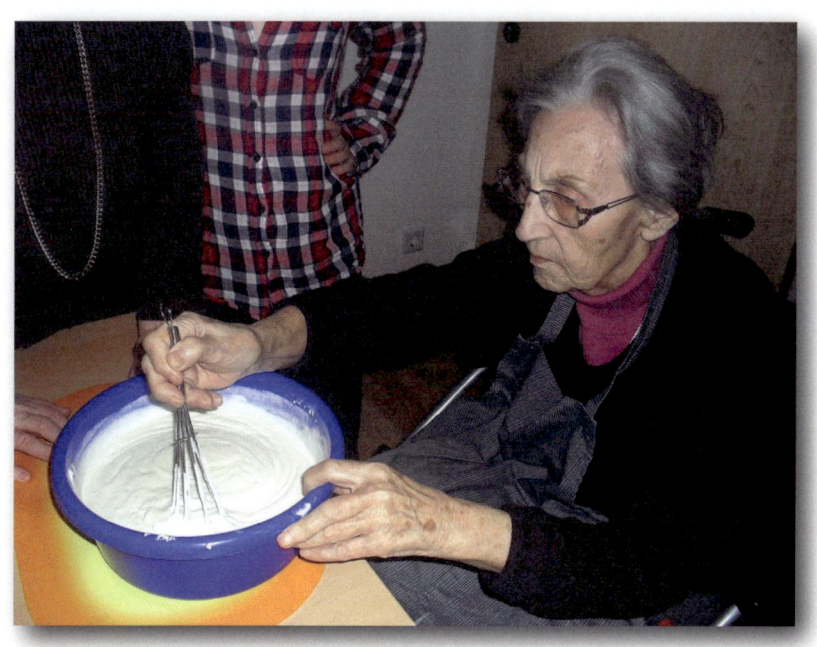

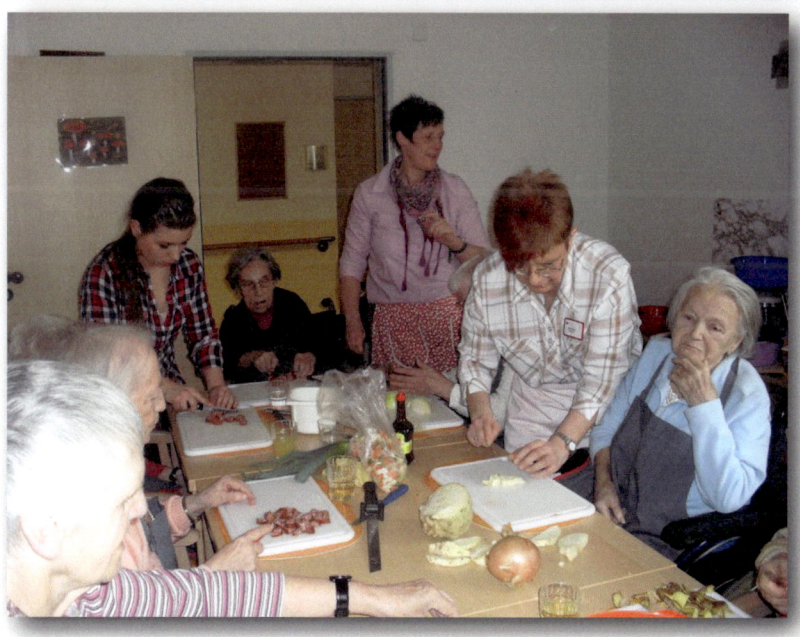

Fischfilet im Bierteig und Salat (6 bis 8 Personen)

Zutaten Fischfilet:

- 1500 g Seelachsfilet
- 1 Flasche Bier
- 250 g Mehl
- 5 Eigelb
- 5 Eiweiß
- 2,5 kg Kartoffeln
- Prise Salz, Prise Zucker, Öl zum backen

Zutaten Salat:

- Eisbergsalat
- 1 Gurke
- 5 Tomaten
- 1 Bund Lauchzwiebeln
- 1 Bund Radieschen
- 1 rote Paprika
- 200 g Dosenmais
- 1 Dose Tunfisch
- Gartenkräuter, Öl, Essig

Zubereitung Fischfilet:

Die Kartoffeln schälen und in Salzwasser kochen. Das Seelachsfilet unter Wasser spülen, trocken tupfen, salzen und pfef-
fern. Das Filet auf den Teller legen und abgedeckt kühl stellen.

In einer Schüssel das Mehl, etwa 200 ml Bier und das Eigelb
mit einer Prise Salz und Zucker glatt rühren. Die Masse kurz
quellen lassen.

Das Eiweiß cremig (nicht steif!) schlagen. Den Schaum unter
die Masse geben. Das Öl in einer Pfanne erhitzen. Das Seelachsfilet abtupfen und in Stücke schneiden. Die Stücke in den
Teig legen, mehrmals wenden und im heißen Öl ausbacken, bis
sie eine goldgelbe Farbe haben. Mit einer Gabel wenden (je
trockener der Fisch ist, desto besser hält der Teig).

Zubereitung Salat:

Die Zutaten für den Salat kleinschneiden und in eine Schüssel geben. Das Ganze mit einem Dressing aus Öl , Essig, Salz,
Pfeffer und Kräutern abschmecken.

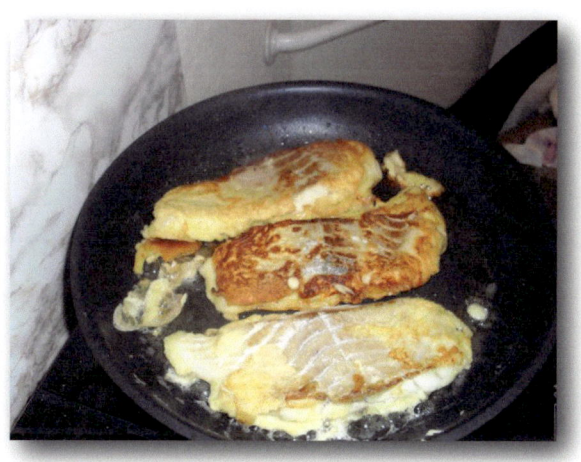

Reflexion eines Kochnachmittags
Fischfilet in Bierteig

Die Zutaten stehen auf dem Tisch. Die Bewohner werden in den Raum gebracht und bekommen eine Schürze angelegt. Dann werden die Hände gewaschen und alle werden durch mich namentlich begrüßt. Frau K. war ganz erstaunt und fragte: „Können Sie sich alle Namen merken?" Ich lachte und erklärte das Gericht des Tages. Frau G. fing sofort an zu schneiden, Frau B. bekam dabei ein wenig Hilfestellung. Frau L. und Frau R. konnten gar nicht genug schälen.

Die Kartoffeln wurden gewaschen ("Wie sich das gehört", O-Ton einer Bewohnerin) und in einem Topf mit Salz und Brühe aufgesetzt. Nun wurden für den Salat die Gurken, Lauchzwiebeln, Radieschen und der Eisbergsalat geschnitten. Natürlich wurden die Lebensmittel einzeln gezeigt und immer gefragt, was das wohl ist.

Frau B. bekam ein Radieschen, hielt es in der Hand und knabberte es langsam auf. Der Salat wurde gewaschen. Die Teammitglieder hatten mit dem Waschen des Salats zu tun. Ich bereitete das Dressing vor und fragte Frau Sch.: „Wie haben Sie früher den Salat gemacht?" Diese antwortete: „Den Salat geschnitten und dazu eine Marinade gemacht." Frau G. sagte „Mit Salz, Pfeffer und Öl habe ich den Salat gemacht". Frau L.: „Das ist lange her ..."

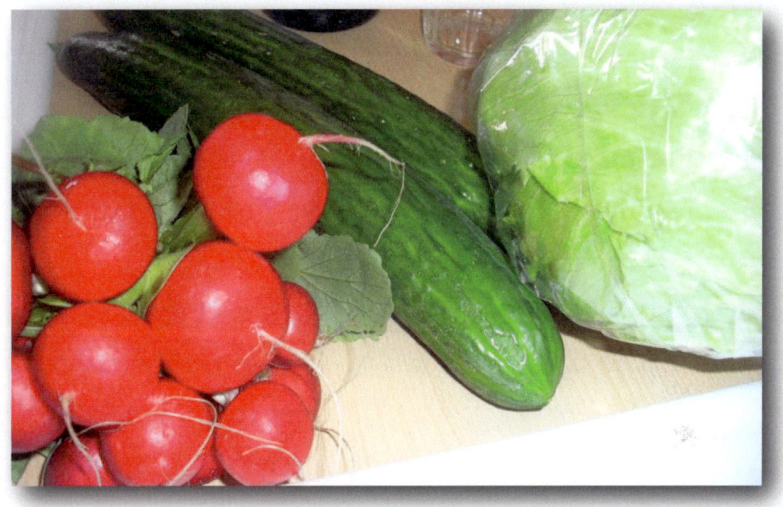

Frau R. hielt ein Radieschen, „Was soll ich damit machen?"
Ich sagte ihr, dass sie diese bitte klein schneiden solle. Frau
Oestreich fragte: „Sag mal, Gaby. Muss ich die Radieschen erst
schälen?" Schmunzelt verneinte ich das. Frau Sch. sammelte
die Radieschen in einem Trinkglas, bis die Tochter ihr erklärte,
was damit zu machen ist. Das sind immer die tollen Anekdoten, die den Nachmittag vergnüglich machen und bereichern.
Nachdem der Salat zubereitet ist, wird der Fisch gezeigt und
begutachtet. Natürlich frage ich nach, wie der Fisch zubereitet
wird. Frau Sch. sagte; „Säubern, würzen und braten." Ich sagte
ihr, dass ich in der Schule die drei „S" gelernt habe (säubern,
säuern und salzen).

Der Bierteig wurde zubereitet. Frau G. wälzte den Fisch im
Teig, vorher wurde er gesäubert und abgetrocknet. Frau Sch.
hatte ein Fischstück zu einem Päckchen verpackt.

Nach der Zubereitung wurde gespült. Viele Helfer sind dabei und wollen abtrocknen. Besser als jede Spülmaschine.

Danach wurden wieder die Sprichwörter ergänzt. Frau G. ist hierbei eine wahre Künstlerin. Frau E. hört man mit leiser Stimme. Frau Sch. ist hierbei auch sehr gut, ihre Tochter gesellte sich später hinzu und blieb bis zum Ende.

Es wurden zwei Vogellieder gesungen und danach der Tisch eingedeckt. Die Kartoffeln waren zuerst fertig und wurden durch Frau Müller abgegossen. Ich habe dann den Fisch gebraten. Was für ein köstlicher Geruch durchzog die Räume. Dieser zog natürlich wieder einige Bewohner und Kollegen an. In zwei Pfannen wurde der Fisch gebraten.

Es wurde noch Rührei dazu gemacht, da Frau E. keinen Fisch mag. Frau Sch. sprach ein Tischgebet: „Herr wir danken Dir für

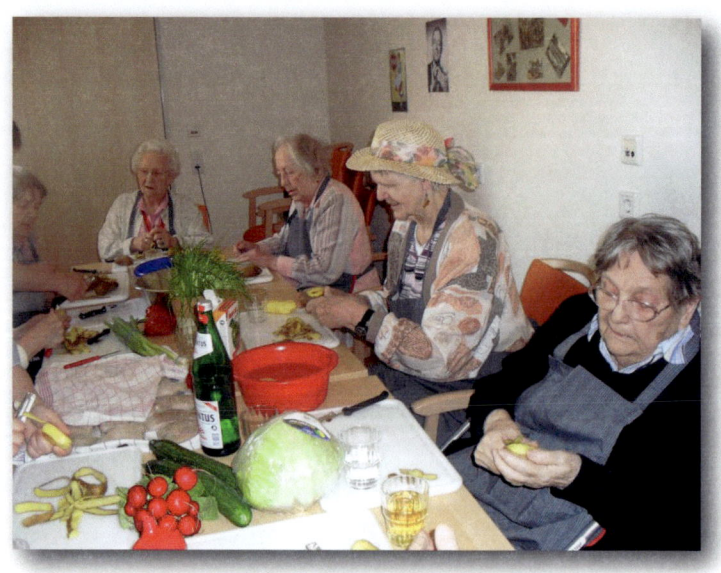

Deine Gaben". Die Speisen standen auf dem Tisch und die Bewohner bekamen Sie auf den Teller. Es wurde wie immer gut gegessen. Mit einem riesigen Appetit und Nachschlag.

Eine Freude war hierbei Frau G. und Frau R. Sie konnten gar nicht genug bekommen. Eingeladen wurde noch Frau K. (ich hatte ihr das am Morgen bei der Pflege versprochen, da sie eine Fischliebhaberin ist). Frau V., Frau B. und einige andere bekommen noch eine Portion. Natürlich wird viel gequatscht und es ist ein gemütliches Beisammensein.

Nach dem Essen haben alle mitgeholfen beim Abwaschen. Das Bewegungslied wurde gesungen und es wurde besprochen, was beim nächsten mal gekocht wird.

Da im Mai die Gruppe ausfällt , entschlossen wir uns, im Juni Bratkartoffeln zu machen. Die Bewohner wurden dann auf ihre Zimmer gebracht.

Frau G. sagte glücklich: „Danke für diesen schönen Nachmittag".

Fazit:

Ich fragte meine Teammitglieder:. „Wie war der Nachmittag?" Alle sagten: „Wie immer gut."

Keine Beanstandung. Es hat allen eine große Freude gemacht.

Wir räumten noch auf und planten für das nächste mal und sprachen über die Bewohner, die man von einen anderen, intensiven Seite kennenlernt. Und das stärkt das „Wir-Gefühl".

Bratkartoffeln mit Spiegelei und Salat (6 bis 8 Personen)

Zutaten:

- 3 kg Kartoffeln
- 2 Zwiebeln
- 200 g gewürfelten durchwachsenen Speck
- 20 Eier
- 2 Kopfsalate
- Essig, Öl, Zucker, Salz, Pfeffer
- 3 Gurken
- 200 g Sahne
- 1 Bund Schnittlauch

Zubereitung Bratkartoffeln:

Die Kartoffeln ungeschält kochen und anschließend pellen. Die Zwiebeln schälen, würfeln und mit dem Speck anbraten. Die Kartoffeln klein würfeln und zu dem angebratenen Speck geben. Mit Salz und Pfeffer abschmecken. Anschließend die Spiegeleier braten.

Zubereitung Blattsalat:

Die zwei Salatköpfe zupfen und gründlich waschen. Die Salatblätter trocken tupfen, kleinschneiden und mit Essig, Ö, Salz und Zucker anrichten.

Zubereitung Gurkensalat:

Die Gurken schälen und in Scheiben schneiden. Ein Dressing aus Sahne, Essig, Schnittlauch, Salz und Pfeffer anrichten.

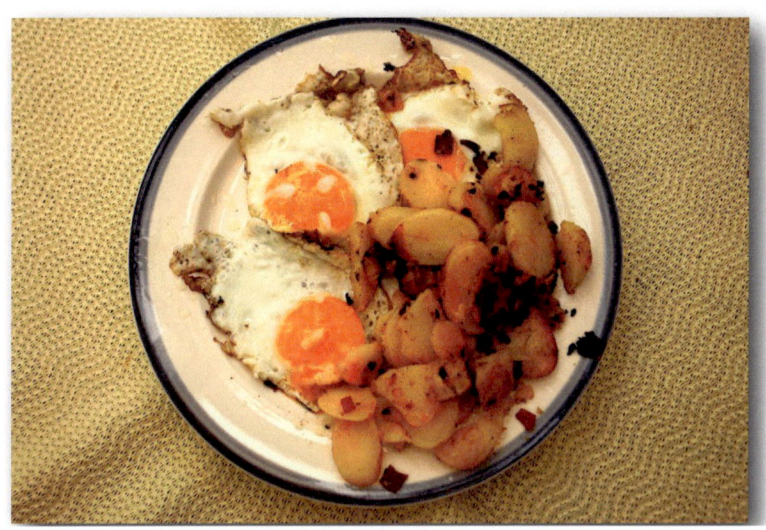

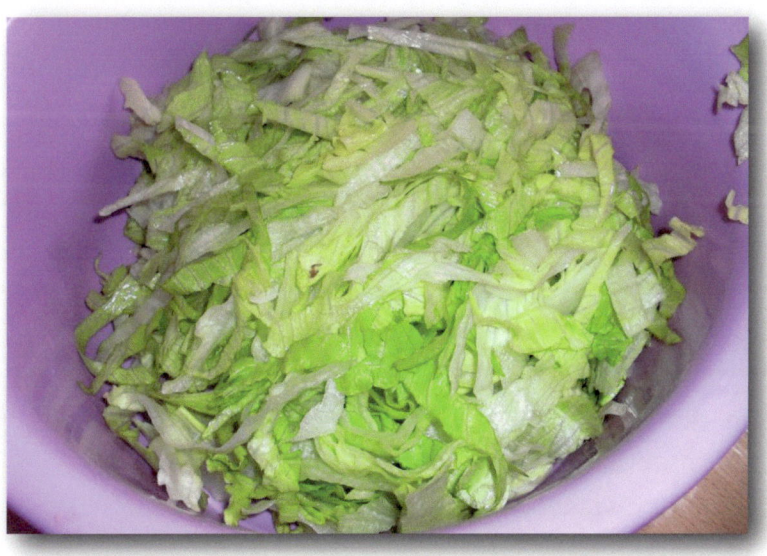

Hühnernudelsuppe und Quarkspeise (6 bis 8 Personen)

Zutaten Hühnersuppe:

- 1 Suppenhuhn (ausgenommen)
- 1 Bund Suppengemüse (Sellerie, Möhren, Porree, Petersilie)
- 500 g Suppengemüse (tiefgefroren)
- 250 g Suppennudeln
- Instant-Brühe, Salz, Pfeffer

Zutaten Quarkspeise:

- 1500 g Magerquark
- 300 ml Sahne
- 1 Glas (selbst gemachte) Erdbeermarmelade
- 1 kg Erdbeeren (frisch)

Zubereitung Hühnersuppe:

Das Suppenhuhn waschen und in einem Topf mit Salz und Brühe aufsetzten. Das frische Suppengemüse waschen, schneiden, würfeln und in den Topf geben. Das tiefgefrorene Suppengemüse nach etwa einer halben Stunde gleichfalls in den Topf geben. Das fertige Suppenhuhn klein schneiden und wieder in den Topf geben. Die Nudeln extra kochen und dann zum Suppenfleisch hinzugeben. Abschließend mit Salz und Pfeffer abschmecken.

Zubereitung Quarkspeise:

Den Quark mit der Sahne und der Erdbeermarmelade verrühren. Die frischen Erdbeeren waschen, schneiden und oben
drauf dazugeben.

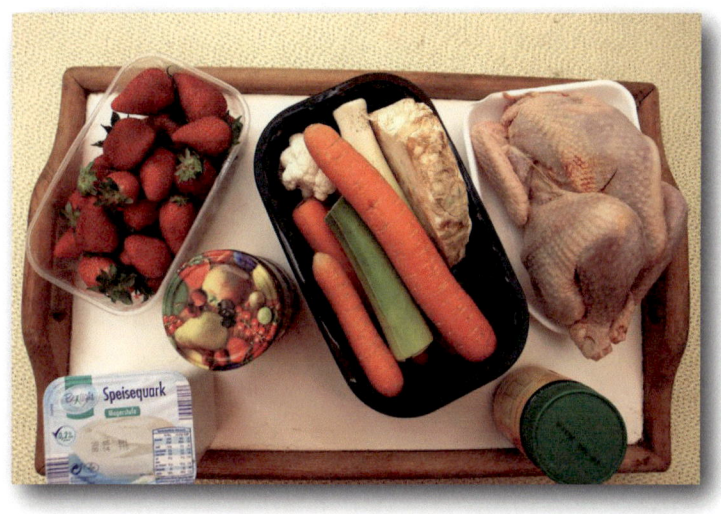

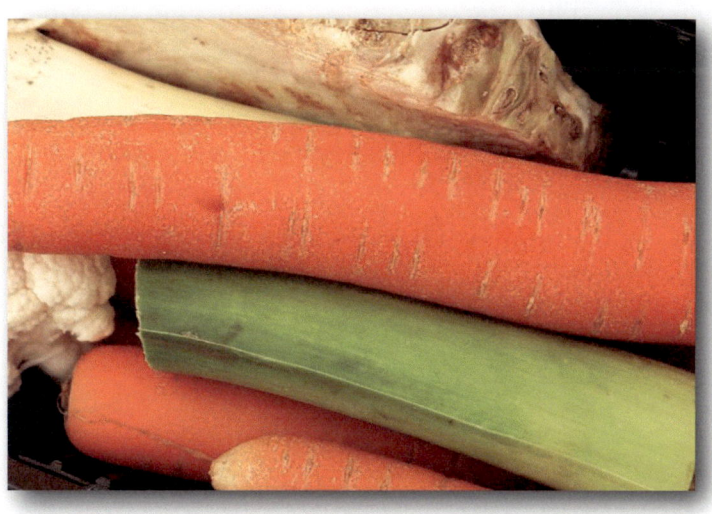

Wir backen Osterlämmer

Zutaten für eine Osterlammform:

- 75 g Butter
- 100 g Mehl
- 25 g Speisestärke
- 1 Teelöffel Backpulver
- 100 g Zucker
- 1Päckchen Vanillezucker
- 2 Eier
- 100 g Mandeln Puderzucker

Zubereitung:

Alle Zutaten vermengen und in eine eingefettete Backform geben. Dann etwa 35 Minuten bei 180 Grad backen. Die Formen müssen sorgfältig mit den Klammern zusammen gefügt werden, sonst läuft der Teig raus. Die fertiggebackenen Osterlämmer vorsichtig aus den Formen lösen und mit Puderzucker bestreuen.

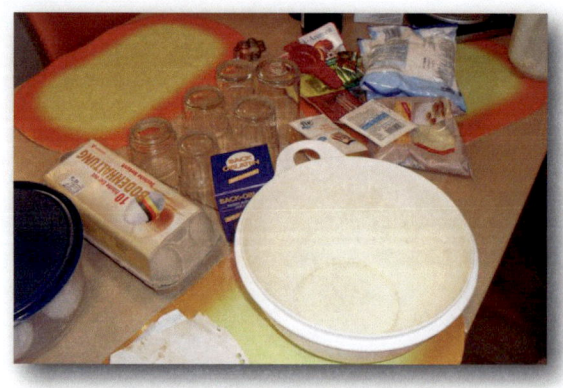

Reflexion des Osterbackens und des gleichzeitigen Eierfärbens

Die Vorbereitung beginnen ab 14.30 Uhr im Raum der Fliegenpilze. Der Tisch wird mit Sets belegt, die Schüsseln mit Zutaten kommen auf dem Tisch. Die Bewohner werden hereingebracht und bekommen eine Schürze umgebunden. Die Teilnehmer säubern sich die Hände.

Alle werden durch mich zum Osternachmittag namentlich begrüßt; heute besonders Frau G. als neues Mitglied. Ich erkläre, was heute gemacht wird (Osterlämmer backen, Eier färben)und trage eine Ostergedicht vor. Das Lied „Häschen in der Grube" wird gemeinsam gesungen.

Das Wasser für die Eier wird gekocht. Die zu färbenden Eier werden gezeigt. Ich zeige das Mehl und den Zucker in der Tüte.

Zum Vorlesen des Rezeptes für die Osterlämmer bitte ich um die Hilfe der Bewohner. Ein Teammitglied nennt die Mengen von Mehl, Zucker, Eiern, Mandeln, Salz, und Backpulver.

Ich habe eine Waage mitgebracht und Frau K. wiegt die Mengen ab.

In eine Rührschüssel kommen die Zutaten. Das Backaroma (Rum) wird zum Riechen herum gereicht. Alle Zutaten werden mit dem Mixer vermengt. Die Teigmenge wird zum Sehen,

Fühlen und Kosten von Bewohner zu Bewohner weitergereicht. Der ein oder andere Bewohner nascht etwas Teig.

Frau Sahm bestreicht mit Frau E. die Formen mit Margarine. Frau S. befüllt die Formen. Sie hat viel Spaß dabei.

In der Zwischenzeit kocht Frau Müller die Eier. Auf die Nachfrage an die Bewohner, wie lange hartgekochten Eier brauchen, kommen verschiedene Antworten (zwischen 5 und 10 Minuten).

Die erster Osterlämmer werden im Flur im fahrbaren Backofen gebacken. Dies stellt sich als schwierig heraus, da ich den Ofen nicht genau kenne. Die Formen quellen über und fallen um.

Nun ja, der Teig schmeckt auch, wenn er abgebacken ist und auf dem Blech liegt.

Ich erzähle zwischendurch eine Ostergeschichte.

Nachdem die gekochten Eier abgeschreckt worden sind, werden Eierbecher auf den Tisch gestellt. Jeder Bewohner bekommt ein Ei. Frau Sch. steckt sich direkt ein Ei in die Kittelschürze.

Die Teammitglieder helfen beim Anmalen der Eier mit Wasserfarbe und Filzstiften. Es werden auch Klebesticker und Färbetabletten verwendet. Es kommen tolle Kreationen zustande.

Frau G. sagt: „Ich kann nicht malen". Ich helfe ihr beim Bekleben der Eier mit Osterstickern. Frau L. pellte zuerst das Ei, bis ihr erklärt wurde, das wir die Eier anmalen und erst später essen.

Es war ein bunter, farbenfroher Tisch und alle waren beschäftigt. Frau H. wurde trotz „Hallo"-Rufe" immer wieder mit einbezogen. Nach dem Anmalen wurde in der großen Spülschüssel gespült und danach abgetrocknet. Wie immer halfen alle Bewohner mit. Der Backduft zog derweil natürlich durch die Räume.

Unsere etwas krummen Lämmer wurden aus dem Ofen geholt, gestürzt und die krümeligen, ausgekühlten Backstücke wurden verzehrt. Es schmeckt aber trotzdem allen sehr gut.

Es wurde dann noch das Vogelhochzeitlied gesungen. Dabei stellte sich heraus, dass Frau G. eine sehr schöne Stimme hat.

Dann wurde zusammengeräumt.

Ich sagte: „Nächstes Jahr backen wir lieber aus einem Quark-Ölteig-Igel." Frau S. meinte hierzu: „Glauben Sie, dass wir das nächstes Jahr noch wissen?"

Ich antwortete: „Na klar, man muss doch Ziele haben."

Zum Abschluss wurde das Bewegungslied gesungen und die Bewohner verabschiedet.

Fazit:

Mal was anders. Anstrengend, aber schön. Meine Teammitglieder sind einfach Klasse. Ohne Sie würde es nicht gehen. Sie sind motiviert und arrangiert. Frau Oestreich (neu dabei) eignet sich sehr gut für diese Gruppe. Ebenso Frau Müller (Tochter von Frau B.). Sie ist sehr einfühlsam und hilfsbereit. Sie hat unseren Bestand an Küchenutensilien ergänzt.

Frau Sch. stand auf und wollte ihre Schürze nicht ablegen. Sie hatte in jeder Tasche rechts und links ein Osterei. Sie sagte mir: „Das ist für Claudia." (ihre Tochter). Schmunzelnd ließ ich Sie ziehen.

Frau E., wie immer mit roten Wangen, bedankte sich und wurde zurück begleitet.

Frau G. hat gestrahlt und freute sich sehr über den Nachmittag. Frau R. war am Anfang etwas unruhig durch ihre Toilettengänge. Im Laufe des Nachmittages brauchte Sie aber nicht mehr zur Toilette. Sie war sehr eifrig beim Anmalen ihres Eies. Das Ei bekam ein Gesicht. Sie hat sehr viel von dem Gebackenen gegessen. (für den Blutzucker nicht gut). Aber das ist pure Lebensfreude.

Alle Bewohner und Teammitglieder fanden diesen mal etwas anderen Nachmittag sehr schön.

Es ist eine wahre Freude mit dementen Menschen zu arbeiten, da sind wir uns alle einig, denn man lernt sie bei so einer Aktion wirklich von einer anderen Seite kennen und schätzen.

Beindruckend finde ich persönlich immer wieder die Reaktionen, wenn man an den nächsten Tagen in der Pflege ist. Dann kommt schon mal der Spruch: „Sie sind doch die Dame vom Kochen?"

Abschlussgedanken ...
... und wer ist Gabriele During?

Das Kochen mit den dementen Bewohnern macht mir sehr viel Freude. Nach meiner abgeschlossenen Projektarbeit wird das monatliche Kochen im Wohnbereich weiter fortgeführt. Ein Abbruch wäre auch gar nicht möglich, da die Bewohner zumeist schon lange vorher fragen, wann wieder gemeinsam gekocht wird. Das Projekt geht mittlerweile in den 14 Monat. Den Anfang machte ich im Juni 2012. Gekocht wurde entsprechend der Jahreszeit bzw. saisonbedingt. Die hier vorgestellten Rezepte wurden alle gemeinsam mit meinem Team realisiert, sind aber in diesem Buch aus praktischen Gründen nicht in der richtigen Reihenfolge. Das Kochen ist mittlerweile ein festes, monatliches Beschäftigungsangebot an die dementen Bewohner.

Wir haben als Team und als Gruppe viel dazu gelernt und uns auch untereinander intensiver kennen und schätzen gelernt. Das gilt natürlich auch für die dementen Bewohner. Man lernt sie gerade hier von einer neuen Seite kennen. Ich persönlich liebe und genieße besonders die Arbeit mit dementen Menschen. Wenn man einmal so weit ist, dass man die Gefühlswelt der Menschen erreicht, dann bekommt man sehr viel Liebe und Empathie zurück. Das Kochen hat mir sehr dabei geholfen. Die Zusammensetzung des Teams hat sich innerhalb des Jahres verändert. Der Schüler Christoph Belghaus konnte das Projekt aufgrund seiner zeitlichen Begrenzung durch seine Ausbildung nicht weiter unterstützen. Um diese Lücke auszufüllen, kam Nicole Oestreich hinzu. Jung, frisch und voller Elan hat sich sie sofort in die Gruppe integriert. Sie wird das Kochen auch weiterhin begleiten. Auch drei ehrenamtliche Damen kamen in Laufe der Zeit hinzu. Es handelt sich hier um Angehörige einzelner Bewohner.

Leider sind auch innerhalb dieser 14 Monate auch Bewohner verstorben und einige Bewohner konnten auf Grund der fortschreitenden Demenz den Handlungen nicht mehr folgen.

Somit musste sich die Gruppe durch neue Mitglieder wieder neu finden. Dadurch ist viel Bewegung in der Gruppe und alle Teammitglieder müssen sich immer wieder aufs Neue orientieren.

Besonders möchte ich noch einmal Frau Anne Deichmann, Frau Armbrust und meinen Mann erwähnen, welche diese tollen Bilder gemacht haben. Frau Nina Sahm hat mich von Anfang an bei der praktischen Umsetzung und den Interviews unterstützt. Sie war und ist auch immer eine moralische Stütze, weil sie stets für mich da ist.

Natürlich hat auch der Teamchef, Herr Strohmann, großen Anteil am Gelingen des Projekts, da er den Dienstplan immer so gestaltet hat, das wir (das Team) auch gemeinsam kochen konnten. Letztendlich ist es natürlich das Team des Wohnbereichs in seiner Gesamtheit, welches diese Kochtage möglich und erfolgreich macht. Die Bewohner müssen vorbereitet werden. Es werden vorher die notwendigen Toilettengänge und andere Pflegemaßnahmen durchgeführt. Anschließend werden die Bewohner in den Raum der Fliegenpilze gebracht.

Natürlich arbeiten wir in einem tollen Haus in Duisburg, wo das Arbeiten wirklich Spass macht und wir jede Unterstützung von der Hausleitung bekommen.

Ich möchte noch einmal besonders Frau Vootz (Geschäftsbereichsleiterin) und unseren Heimleiter Herrn Franz danken, die dieses Projekt von Anfang an unterstützt haben und dafür sorgten, dass die nötigen Mittel vom Haus zur Verfügung gestellt wurden.

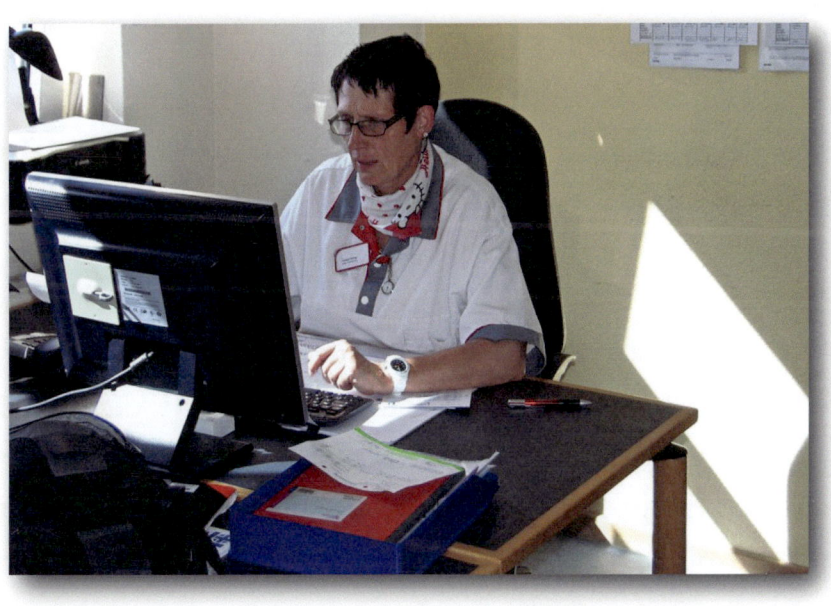

Als letztes noch ein paar Worte zu meiner Person.

Ich wohne und arbeite in Duisburg, bin 51 Jahre alt, seit 32 Jahren verheiratet und habe fünf Kinder.

Ich war schon 41 Jahre alt, als ich mich entschloss, mich zur examinierten Altenpflegerin umschulen zu lassen. Besser spät als nie. Vorher hatte ich schon zwei Jahre im Servicebereich eines Altenheims gearbeitet und dort die Liebe zu diesem Beruf entdeckt. Das war etwas, wo ich mich verwirklichen wollte.

Nach dem erfolgreichen Examen habe ich in einem privaten Heim meine ersten Erfahrungen gesammelt. Später bin ich zu einem kirchlichen Träger gewechselt und bekam dort die Möglichkeit, eine Ausbildung zur Palliativfachkraft zu absolvieren. Diese Ausbildung und der spätere Einsatz in der palliativen Versorgung hat mich doch sehr geprägt und berührt. Hier konnte ich Menschen auf ihren letzten Weg begleiten und an ihrer Lebensgeschichte teilhaben. Dabei habe gerade im Umgang mit dementen Bewohner meine Liebe zu dieser Personengruppe und ihrer Gefühlswelt entdeckt.

Ein weiterer Wechsel, der mich wieder näher an meinen Wohnort und so auch näher zu meiner Familie brachte, eröffnete mir neue Möglichkeiten, meine Ziele zu verwirklichen. Hier hatte ich in erster Linie mit dementen Menschen zu tun, also mit jener Gruppe von Bewohner, mit denen ich unbedingt arbeiten wollte. Hier wurde ich recht schnell stellvertretende Teamleitung und durfte die Ausbildung zur Demenzexpertin machen. Das war genau das, was ich mir gewünscht hatte.

Nun konnte ich meine eigenen Vorstellungen und Ideen verwirklichen. Das monatlichen Kochen ist ein Teil davon.

In meinem jetzigen Haus ist die Kommunikation mit den verschieden Stellen und der Hausleitung besonders intensiv und jederzeit möglich. Letzteres ist ausdrücklich vom Haus so gewünscht. Das kommt meiner Arbeitsweise und auch meiner persönlichen Einstellung zu meinem Beruf sehr entgegen.

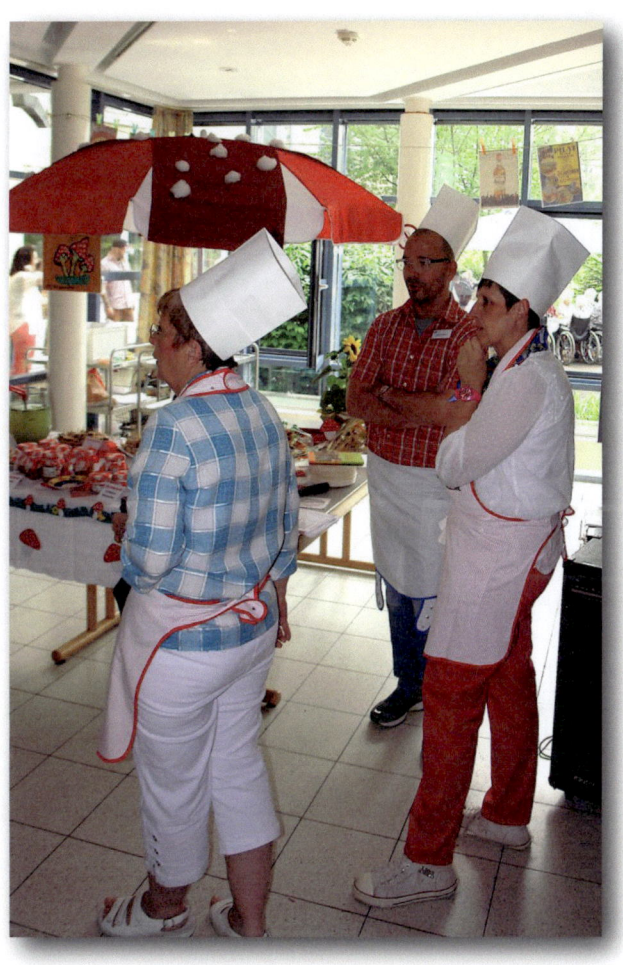

Kurzgeschichten über das Altern und die Gedankenwelt alter Menschen

Mein Mann hat nicht nur eine gute Hand für das Fotografieren, sondern auch für das Schreiben von Gedichten und Kurzgeschichten.

Angefangen mit der Schreiberei hat er 2001 und mit dem Beginn meiner Ausbildung und der Tätigkeit in der Altenpflege haben seine Geschichten und Gedichte immer mehr einen deutlichen Bezug zum Altern und auch zum Sterben. Angefangen hat es mit dem Gedicht "Anderland" ganz am Anfang dieses Buches, welches versucht, den inneren (geistigen) Zustand eines dementen Menschen zu beschreiben und dem Leser zu einem verständnisvolleren Umgang dieser Menschen zu bewegen.

Aus meine heutigen Sicht und Erfahrung kann ich sagen, dass es gelungen ist. Danach hat es viele Gedichte und Geschichten gegeben, welche sich mit den einzelnen Facetten des Altwerdens und seinen Folgen beschäftigt.

Das Gedichte und Geschichten sollen zu Nachdenken anregen und vor allem dem Leser zu einer anderen Sichtweise gegenüber den alten Menschen verhelfen. Ganz besonders dann, wenn diese Menschen bereits an Demenz leiden. Sie werden etwas später in Form eines Buches erscheinen.

Der Klang des Stahls

Der alte Mann sitzt am Küchentisch. Unter ein Tischbein hat er ein Stück Pappe geschoben, um zu verhindern, dass der Tisch bei jeder Berührung wackelt. Die verblichene Wachstuchdecke hat abgestoßene Ränder. In der Ecke pfeift ein alter Wasserkessel ungehört seine Melodie. Sorgfältig streicht der Alte Margarine auf eine dünne Scheibe Brot, von innen nach außen, darauf bedacht, dass auch die Ränder bedeckt werden. Er wirkt unrasiert, obwohl er jeden Morgen sorgfältig mit der alten Klinge die Stoppeln entfernt. Das spärliche Haar ist grau und strähnig, die Haut wirkt wie Pergament. Rissig und scheinbar durchsichtig.

Am Vorabend hat seine Pflegekraft die Tabletten vorbereitet. Sie kommt einmal am Tag, um nach ihm zu sehen. Er ist noch in der Lage, sich selbst zu versorgen. Die Pflege beschränkt sich daher auf die medizinische Versorgung.

In einer längliche Kunststoffbox mit verschiebbaren Deckel sind seine Tabletten ordentlich nach Tageszeit getrennt aufbewahrt. Er schiebt den transparenten Deckel gerade soweit zurück, dass er seine Medikamentendosis für diesen Tagesabschnitt entnehmen kann. Sechs verschiedene Pillen hält er nun in der Hand.

Er hat längst vergessen, wofür er diese nehmen muss.
Es ist ein Ritual, das er dreimal täglich vollzieht. Es gehört zu seinem Leben, ist fester Bestandteil dessen, was andere theatra-

lisch Lebensabend nennen. Bedächtig schiebt er sich Tablette für Tablette in den Mund und spült sie mit dem jetzt kalten Kaffee hinunter.

Das Brot ist mit zwei Bissen verschlungen und vertreibt für den Moment den bitteren Geschmack, der nicht allein vom Kaffee herrührt.

An den Wänden hängen vergilbte Bilder. Landschaften, Urkunden und einige Photos. Auf dem alten Bild seiner längst verstorbenen Frau verweilt sein Blick ein wenig länger und für einen Moment ist der Schmerz und die Trauer wieder da.

Er schüttelt den Kopf und starrt auf die Tischplatte.

Mit beiden Händen stemmt er sich hoch und schlurft mit schweren Schritten zur Spüle, um das benutzte Geschirr abzuwaschen. Nachdem er Tasse und Teller in den Schrank gestellt hat, nimmt er den Wasserkessel vom Herd und schaltet die Heizplatte ab. Sorgfältig wischt er alles ab und sieht sich noch einmal aufmerksam um, ob er nichts vergessen hat. Im Flur zieht er seine Schuhe an und schlüpft in den kurzen Mantel. Den alten Hut schiebt er tief in die Stirn. Er tritt hinaus und zieht die Tür hinter sich in das Schloss.

Auf dem schmalen Bürgersteig vor dem Haus bleibt er scheinbar unschlüssig stehen. Er vergräbt seine Hände tief in den Manteltaschen und stakt dann gebeugt und mit schleppenden Schritten die Straße hinunter. Gelegentliche Grüße beantwortet er lediglich mir einem stummen Nicken.

Er hat ein Ziel und die Zeit drängt. Am Fuße des alten zugewachsenen Bahndamms bleibt er kurz stehen und schaut sich um. Keiner beachtet ihn. Dann teilt er die Büsche, tritt hindurch und ist nun von der Straße aus nicht mehr zu sehen. Gottlob braucht er nicht die Böschung hinaufzuklettern, denn die alte steinerne Treppe zum Streckenhäuschen ist immer noch begehbar. Oben angekommen vergewissert er sich noch einmal, dass er allein ist.

Er kramt in seiner Manteltasche und holt einen alten Schlüssel hervor. Seine Hand zittert, als er den Schlüssel in das Schloss schiebt. Fast lautlos dreht sich der Schlüssel in dem gut geölten Schloss. Die verwitterte Tür öffnet sich nach innen und gibt den Blick auf ein verstaubtes Regal frei, in dem undefinierbare Metallteile liegen.

Der alte Mann bleibt im Türrahmen stehen und starrt ins Halbdunkel. Sein Atem geht jetzt schwerer und seine Augen scheinen einen entfernten Punkt zu fixieren. Er hält immer noch den Schlüssel in seiner zitternden Hand.

Zögernd tritt er in den Raum und schliesst die Tür hinter sich. Das einzige Licht fällt nun durch ein fast blindes Fenster. Wieder verschwindet seine Hand in der Manteltasche.

Es raschelt und dann flammt ein Streichholz auf. Immer noch zitternd führt er das Streichholz zur Decke und entzündet eine Petroleumlampe, deren Glas sich im Gegensatz zum Fenster in tadellos sauberem Zustand befindet. Der Raum ist nun bis in den letzten Winkel ausgeleuchtet.

4 x 4 Meter, ein schwarzer Holzboden, Regale, Wandhaken und in der Ecke ein kleiner Tisch mit Stuhl. Bedächtig legt er Mantel und Hut ab und hängt beides an den Wandhaken, nimmt statt dessen die dort hängende blaue Dienstjacke und zieht sie an. Eine zerknitterte Schirmmütze verdeckt nun die kahlen Stellen seiner Kopfhaut. Langsam richtet der alte Mann sich gerade auf und atmet tief durch.

Er scheint nun seltsam verändert, seine Augen haben die Trübheit verloren und das Grau seiner Haut ist einem frischen Rosa gewichen. Ein Lächeln umspielt seinen Mund, als er den schweren langstieligen Hammer aus dem Regal nimmt und die Petroleumlampe von der Decke hakt.

Er öffnet die Tür, tritt hinaus und zieht die Tür in das Schloss.

Es ist nun fast dunkel und merklich kühler geworden. Er schaut links und rechts an den beiden Gleisen entlang, kann aber nichts entdecken, was ihn beunruhigen könnte.

Er wendet sich nach rechts und läuft mit sicheren Schritten auf dem Gleis stadtauswärts. Die Lampe in seiner Linken beleuchtet das Gleisbett unmittelbar vor ihm. Ab und an schlägt er mit dem Hammer in seiner Rechten gegen die Schiene und lauscht dem Klang des Stahls. Er verharrt dann einen Moment, nickt zufrieden und setzt seinen Weg fort.

Das Unkraut, welches die Schienen überwuchert, nimmt er nicht wahr. Manchmal verlässt er die Gleise, um einen imaginären Zug zu passieren zu lassen. Dann erhellt ein Lächeln sein Gesicht und seine Hand hebt sich zum Gruß. Er setzt hiernach seinen Weg fort und immer wieder trifft sein Hammer die rostigen Schienen, lässt den Stahl vibrieren und die kleinen Steine im Gleisbett geraten in Bewegung.

Hin und wieder kniet er nieder und seine fleckigen Finger streichen dann fast zärtlich über die Schienen.

Vor ihm schält sich die Silhouette einer verwitterten Brücke aus dem Dämmerlicht. Farbe blättert ab und der Rost hat schon lange den Kampf gewonnen. Er kann den dunklen Fluss durch die verrotteten Holzbohlen erkennen. Das Rauschen des Wassers ist hier oben kaum zu hören. Vor dem immer noch intakten Stacheldraht, welcher den Durchgang sperrt, bleibt der alte Mann stehen und schaut angestrengt zur anderen Seite. Es scheint, als erwartet er jemanden zu sehen, doch da ist niemand. Nur tote,

unkrautüberwucherte Gleise und eine fast fühlbare Leere. Verärgert schüttelt er den Kopf. Er ist immer pünktlich, immer auf seinem Posten, behält alles im Auge. Andere nehmen diese Aufgabe eher auf die leichte Schulter. Für sie ist es nur eine Strecke, bedeckt mit Stahl, Holz und Steinen. Totes Material. Ihnen fehlt die innere Verbundenheit mit dem Gleis. Für ihn war es mehr. Er kann verstehen, was das Gleis ihm sagt, weiss den Klang des Stahls zu deuten. Wenn er über die Bohlen schreitet, wird er ein Teil dessen, was seiner Verantwortung obliegt.

Die anderen belächeln ihn dafür, sie werden seine Hingabe nie verstehen. Er wechselt hinüber auf das andere Gleis und geht wieder zurück in Richtung des einsamen Streckenhäuschens. Stahl trifft auf Stahl und der helle Klang lässt die Vögel aufschrecken. Zufrieden mit sich und seiner Strecke erreicht er das Häuschen. Er hat es nicht anders erwartet. Alles hat seine Ordnung und des Streckengängers Tagwerk ist wieder einmal vollbracht. Noch einmal richtet sich sein Blick in die Ferne, an den Gleisen entlang, die sich in der Dunkelheit verlieren.

Seine Gehör vernimmt das langgezogene Klagen einer Dampfpfeife, als er die Tür des Streckenhäuschens öffnet. Er tritt ein, schließt die Tür und hängt die immer noch brennende Petroleumlampe an die Decke. Mit einer fast ehrfürchtigen Bewegung legt er den Hammer in das Regal zurück. Jacke und Schirmmütze finden ihren Platz an den Wandhaken.

Der alte Mann setzt sich an den wackeligen Tisch und nimmt eine lederne Kladde von der Wand. Er schlägt eine halb beschriebene Seite auf und streicht vorsichtig das Papier glatt. Langsam und akkurat beschreibt er die Spalten mit einem kurzen Bleistift.

Dann schließt er die Kladde wieder und hängt sie an ihren Platz zurück. Keine besonderen Wahrnehmungen. So ist es immer.

Eine Zeitlang bleibt er ruhig am Tisch sitzen und sein Blick verliert sich an der rauen Holzwand. Die Bilder verblassen, werden undeutlich. Es ist an der Zeit. Dann steht er langsam auf, zieht seinen Mantel an und setzt den Hut auf. Er dreht den Docht der Petroleumlampe soweit zurück, bis sie erlischt. Leise tritt er hinaus. Sorgfältig schließt er die Tür und vergewissert sich noch einmal, ob Tür und Fenster richtig verriegelt sind. Der alte Mann schlägt den Kragen hoch und steigt langsam die Treppe hinunter. Unten teilt er die Büsche und tritt auf die Strasse hinaus. Er ist allein, keiner ist zu sehen. Niemand der ihn fragen könnte, was er dort getan hat.

Sein Gang ist nun wieder schleppend, der Rücken gebeugt und sein Gesicht hat wieder diese wächserne Blässe angenommen. Er schaut noch einmal zum Bahndamm hoch und wendet sich dann in Richtung seiner Wohnung.

Dort angekommen legt er Mantel und Hut ab und setzt er sich wieder den alten Küchentisch.

Er denkt an seinen Streckenabschnitt und an den morgigen Abend. Dieser wird für ihn ein besonderer Abend werden. Morgen fährt ein besonderer Zug über seine Gleise. Über Gleise, für die er verantwortlich ist und die durch seine Sorgfalt Sicherheit bieten. Dieser Zug wird sicher und gefahrlos auf seinen Gleisen fahren können, er wird ihm zuwinken. Für einen Moment werden sich ihre Augen treffen und er wird Adenauer mit einem Nicken bestätigen, dass alles in Ordnung ist.

Der alte Mann ist müde. Er verschränkt die Unterarme auf den Tisch und bettet seinen Kopf darauf. Es dauert nicht lange und er ist eingeschlafen. Traumlos.

Das alte Radio auf der Fensterbank ist immer noch eingeschaltet. Bundeskanzler Schröder hält seine Antrittsrede.

Abgesang des Windes

Langsam schreitet sie an den langen Reihen der Grabsteine entlang. Nur das leise Knirschen ihrer Schritte auf dem feinen Kies bricht die seltsame Stille, welche diesen Ort umgibt. Selbst die Vögel zwitschern nur ab und an verhalten, als wollten sie die Ruhe nicht stören. Sie liebt den alten Friedhof und seine besondere Atmosphäre. Hier fließen ihre Gedanken klarer, werden verblasste Erinnerungen wieder zu lebendigen Bildern geformt und jene fernen Tage sind plötzlich wieder ganz nah.

Aus dem Augenwinkel nimmt sie eine flüchtige Bewegung wahr. Rechts von ihr unter der mächtigen Eiche hockt ein Eichhörnchen und schaut sie mit großen Augen an, um gleich darauf im Unterholz zu verschwinden. Ihre Augen funkeln einen Moment beim Anblick des kleinen Wesens, aber ihr Mund lächelt nicht. Ihr Gesicht bleibt ausdruckslos, als ob es den Gefühlen verwehrt ist, nach außen zu dringen. Doch es ist nur eine Maske, die ihr Schutz bietet, um sich von Zeit zu Zeit in sich selbst zurückzuziehen. Dorthin, wo das Jetzt keine Bedeutung hat und sie Zwiesprache mit denen halten kann, welche die Welt da draußen schon lange verlassen haben.

Leise, ganz leise raunt der Wind
ein letztes Mal der müden Seele
Geschichten die vergangen sind ...

Der Wind ist ein Freund, ein treuer Gefährte, dem sie sich anvertrauen kann und der es ihr ermöglicht, durch die Zeit zu reisen. Eines Tages würde er sie auf seine Schwingen betten und mit sanftem Flügelschlag dorthin tragen, wo einst alles begann. Sie bleibt scheinbar unschlüssig stehen und senkt müde den Kopf. Einen Moment lang schließt sie die Augen. Gleich darauf steuert sie erhobenen Hauptes mit einem kaum wahrnehmbaren Lächeln auf eine leere Bank zu. Sie setzt sich genau in die Mitte, legte auf die linke Seite ihren Spazierstock und auf die rechte ihre Handtasche.

Sie ist sich sicher, dass sie durch diese Maßnahme ungestört bleibt. Zwei knorrige Platanen spenden ihr Schatten.
Mit geschlossenen Augen lauscht sie dem Flüstern des Windes.

Die Reise führt sie in die Jahre ihrer Kindheit und somit in die Zeit eines Krieges, der so vieles verändern sollte. Für sie war es in ihrem jugendlichen Denken lediglich Begründung, dass sie einige wundervolle Jahre auf dem Land verbringen durfte. Hier erlebte sie eine unbeschwerte Zeit, fernab von den Schrecken des Krieges, wohl behütet auf dem Hof ihrer Großeltern.

Jetzt war sie wieder hier, an jenem Ort, den sie so lieb gewonnen hatte. Es roch nach frischem Heu. Sie hörte das Glucksen der Hühner, welche aufgeregt durcheinander liefen, als Großmutter die frisch gelegten Eier aus dem Stall holte. Großvater saß wie jeden Tag auf der Bank vor der alten Kate, und aus seiner Lieblingspfeife stoben kleine Funken. Mit seinen tiefblauen Augen, seinem weißen Haar und seinen aristokratischen Zügen war er auch im hohen Alter noch eine respektable Erscheinung, die keinen Widerspruch duldete. Das galt jedoch nicht für sie. Seltsamerweise konnte er seiner Enkelin keinen Wunsch abschlagen und sie wusste diese Tatsache leidlich auszunutzen.

Mit Argusaugen beobachtete er die Avancen des jungen Stallburschen, der offensichtlich immer in der Nähe seiner Enkelin dringende Arbeiten zu verrichten hatte. Anfangs wollte Großvater, wie er ihr später gestand, sofort einschreiten und die Annäherungsversuche des Jungen unterbinden, denn er war in seinen Augen nicht standesgemäß. Er hatte aber nicht mit der Willensstärke seiner Enkelin gerechnet, als sie bemerkte, dass der Junge Interesse an ihr zeigte. Sie war mittlerweile alt genug, um sich zu verlieben. Jener Stallbursche hatte nicht nur Mut, sondern sah auch noch mit seinen blonden Haaren und seiner sonnengebräunten Haut ausgesprochen gut aus. Sie erwiderte daher offen seine Bemühungen, was dem Großvater gar nicht behagte. Es dauerte nicht lange, bis der erste vorsichtige Kuss ihr Leben grundlegend veränderte.

Bei Kriegsende war sie bereits verlobt. Der Alte hatte dafür gesorgt, dass ihr Bräutigam nicht zur Armee eingezogen wurde. Er hatte den zuständigen Behörden klargemacht, dass sein Knecht auf dem Hof unabkömmlich war. Kurz bevor die russischen Truppen ihr Dorf besetzten, floh sie mit ihrem Verlobten in Richtung Westen, um dort ein eigenes Leben zu beginnen.

Nichts hielt sie mehr, denn ihre Eltern waren bei einem der letzten Bombenangriffe auf Berlin ums Leben gekommen. Die Großeltern weigerten sich, den Hof zu verlassen. Sie sah sie nie wieder. Schweren Herzens schlossen sie sich den langen Flüchtlingstrecks an, welche sich langsam in Richtung einer ungewissen Zukunft bewegten. Angst und Hoffnung trieben sie vorwärts, immer weiter in Richtung Westen. Der lange Weg führte sie bis in das schwer zerstörte Ruhrgebiet. Hier wollten sie versuchen, sich eine Existenz aufzubauen und das, was hinter ihnen lag, zu vergessen.

Die ersten Jahre des Aufbaus waren von Entbehrungen gekennzeichnet. Doch immer, wenn einer von ihnen zu resignieren drohte, schenkte der andere mit seiner Liebe die Kraft zum Durchhalten. Willensstärke und trotzige Sturheit bewahrten sie davor, sich und ihre Träume aufzugeben. Diese Entschlossenheit und ihr gegenseitiges Vertrauen verhalfen ihnen schließlich zu einem bescheidenen Wohlstand. Erstmals nach all den Jahren der Entbehrungen konnten sie an so etwas wie eine Familie denken.

Als sie dann endlich ihr erstes Kind gebar, waren sie überglücklich. Sie waren nun eine richtige Familie und der Sohn wurde zum Mittelpunkt ihres Lebens. Alles, was fortan zu planen und zu tun war, richtete sich ausschließlich nach den Bedürfnissen des Kindes. Mehr als einmal stellten sie ihre eigenen Wünsche hinter denen des Sohnes zurück. Sie ließen ihm all das zukommen, was nach ihrer Meinung nach nötig war, um ihn eine sichere Zukunft zu garantieren.

Es waren nach all den Entbehrungen die glücklichsten Jahre ihres Lebens.

Irgendetwas stört sie und die Bilder werden undeutlich. Verwirrt schaut sie auf. Vor ihr steht ein alter Mann auf dem Weg und sieht sie forschend an. Ihre Blicke treffen sich und für einen kurzen Moment reisen ihre Gedanken auf den gleichen Bahnen, scheinen sich im Einklang zu befinden. Der alte Mann lächelt wissend, nickte ihr kurz zu und setzte seinen Weg fort. Sie erkennt, dass der Wind auch mit ihm spricht. Einen Augenblick lang fühlt sie so etwas wie Eifersucht, doch sie begreift schnell, wie unsinnig dieses Gefühl ist. Nichts kann ihre Verbundenheit stören. Der Wind würde ihr immer zur Seite stehen, wenn sie seiner bedarf. Erleichtert schließt sie die Augen, ihr Kopf sinkt auf die Brust und die Bilder werden wieder klarer.

Das Bild schien ihr vertraut und doch konnte sie es noch nicht einordnen. Wie ein Kameramann, der in Szene schwenkt, schwebte sie näher und konnte eine Stimme vernehmen:
"In deine Hand, Herr, empfehlen wir die Seele dieses kleinen Jungen. Nimm ihn auf in dein Reich und behüte ihn, lass ihn seinen Platz einnehmen in den Heerscharen des Himmels. Aus Erde wurdest du geboren, zu Erde ... ".

Vor dem kleinen weißen Sarg stand eine hochgewachsene Frau in einem langen, schwarzen Kleid. Jetzt blickte sie zu ihr auf und hob den Schleier. Es war ihr eigenes junges Gesicht. Dies war der letzte Weg ihres Sohnes, der viel zu früh von einer heimtückischen Krankheit aus seinem kurzen Leben gerissen wurde. Es war jener Moment, da sie ihren Lebenswillen zu verlieren drohte. Nichts schien ihr damals mehr wichtig, da ihr das genommen wurde, was ihr das Wertvollste war. Lange schien es, als würde sie über den Tod des Sohnes nicht hinwegkommen. Selbst ihr Mann hatte keine Hoffnung mehr, dass sie aus dieser Agonie jemals wieder in das Leben zurückfand.

Eines Morgens stand sie auf und bemerkte lediglich, dass das Leben weitergehen müsse. Von diesem Moment an verlief ihr Leben wieder in geordneten Bahnen, doch sie hatte sich verändert.

Mit dem Tod ihres Sohnes war etwas in ihr zerbrochen, einzig ihr Mann gab ihr Halt und Trost. Er half ihr, den Blick wieder nach vorn zu richten. Ihm konnte sie sich anvertrauen und er verstand es, ihr jene Kraft zu geben, die sie bei sich selbst nicht mehr vermutet hätte.

Er war der Anker, der sie hielt.

Die Jahre zogen dahin, doch es fehlten die Höhen und Tiefen. Gleichförmig und ereignislos verlebten sie ihre Zweisamkeit. Da war noch etwas wie Liebe zwischen ihnen, aber diese bewegte sich auf einer Ebene, die mehr von Respekt und Vertrauen geprägt war. Zärtlichkeit und Begehren waren schon lange kein Bindeglied mehr zwischen ihnen. Und doch waren sie zufrieden, ihren Platz in der Gesellschaft gefunden zu haben.

Eines Morgens wachte ihr Mann nicht mehr auf. Er war einfach friedlich in der Nacht eingeschlafen. Ohne ein Wort, eine letzte Geste hatte er sie verlassen. An diesem Tag sprach sie zum ersten Mal mit dem Wind. Er gab ihr Trost und hörte geduldig zu, als ihre Seele weinte.

Der alte Friedhof wurde fortan ihre Bühne, auf der sie täglich zur selben Stunde dem leisen Flüstern des Windes lauschte und die Zeit bezwang.

Sanft, ganz sanft trägt nun der Wind
die alte Seele auf seinen Schwingen
dorthin wo schon die anderen sind ...

Langsam verblassen die Bilder. Alles ward gesehen und der letzte Vorhang senkt sich ohne Bedauern. Sie schaut noch einmal auf und ein Lächeln liegt auf ihrem Gesicht, als sie dem Ruf des Windes folgt.

Nur einmal noch

In ihrem Zimmer hängen alte Fotos aus ihrer frühen Jahren in der alten Heimat. Auf einem Bild ist eine junge, hübsche Frau zu sehen, mit kleinen Grübchen um den Mund und lachenden Augen. Sie steht auf einem Stuhl, in der Hand eine Rose und singt vor den Gästen eines Pubs.

Man kann die markanten, klassischen Züge erkennen, welche so vielen irischen Frauen zu Eigen ist. Ihr Haar ist allerdings tiefschwarz und die kräftigen natürlichen Locken machen sie zu einem Blickfang für die jungen Männer.

Vorsichtig nimmt die Pflegerin die Fotos von der Wand und legt sie vorsichtig in einen Karton. Das Bett ist frisch bezogen, der Nachttisch leer. Es riecht nach Desinfektionsmitteln.

Die alte Dame hat immer noch ihr langes Haar, doch nun dominiert das Grau des Alters, nur ganz vereinzelt ist das Schwarz noch zu erkennen. Sie sitzt auf ihrem Lieblingsstuhl vor dem großen Fenster und starrt in die grauen Häuserschluchten. Der Rücken durchgedrückt, aufrecht, die faltigen Hände in den Schoß gelegt. Der Kopf ist leicht nach links geneigt und die blassblauen Augen scheinen einen imaginären Punkt zu fixieren. Kleine Fältchen haben sich um ihren Mund gebildet, doch diese haben weniger etwas mit ihrem Alter zu tun. Sie öffnet den Mund nur noch zum Essen und Trinken. Ansonsten presst sie die Lippen fest aufeinander, angespannt und starr. Es gibt nur eine Ausnahme. Manchmal, völlig unmotiviert schaut sich suchend um und ihr rissigen Lippen formen leise, aber deutlich drei Worte:

"Nur einmal noch."

Immer wenn das passiert, eilt eine Pflegekraft zu ihr. Doch auf die sofort gestellte Frage, was sie wünsche, reagiert sie nicht.

Sie nimmt sofort wieder ihre ursprüngliche, verkrampfte Haltung an und schweigt. Die Mitarbeiter der Pflegestation haben etliche Hypothesen aufgestellt, was sie alte Dame bewegt. Vielleicht will sie noch ein letztes Mal die alte Heimat sehen? Oder ist es der Wunsch, noch ein letztes mal ihre mittlerweile verstorbenen Kinder berühren? Dazwischen sind den Spekulationen Tür und Tor geöffnet.

Heute sind viele Besucher zugegen, denn das Haus richtete sein jährliches Gemeinschaftsfest aus. Die Heimbewohner sind sichtlich guter Stimmung, einige fahren aufgeregt im Slalom durch die Gruppen, auf der Suche nach Angehörigen, ein alter Herr mit schlohweißem Haar redet aufgeregt auf einen gestressten Pfleger ein. Mitten im Hauptgang hat sich eine zierliche alte Dame samt Stuhl platziert und strickt. Jeder, der an ihr vorbeikommt, wird lautstark begrüßt. Das Pflegepersonal wird ungewollt zu Garderobieren und Kellnern degradiert.

Das Stimmengewirr ist ziemlich laut, doch die alte Dame sitzt immer noch weit hinten am Fenster und nimmt von allem dem keine Notiz.

Auf der kleinen, leicht erhöhten Bühne sammelt sich gerade eine Gruppe Schülerinnen. Es ist der kleine Mädchenchor der Nachbarschule, welche die Anwesenden mit einigen Liedern unterhalten will. Umständlich versuchen sie ihre richtigen Positionen zu finden. Langsam wird es ruhig im Raum und die Zuschauer drängen in Richtung Bühne. Ein junges Mädchen mit langen blonden Haaren tritt an das Mikrofon und stellt den Chor vor. Es sollen englische und deutsche Volkslieder gesungen werden. Es wird sowohl der Chor wie auch einzelne Mädchen singen.

Man applaudiert höflich und eine ältere Lehrerin tritt vor, um zu dirigieren. Der Chor singt zu Beginn einige traditionelle deutsche Weisen, die den meisten Anwesenden bekannt sind. Anscheinend hat der Chor mit der Auswahl der Lieder den Geschmack der Leute getroffen.

Gerade die Älteren unter ihnen applaudieren besonders laut und lange.

Nach einer kurzen Pause, welche die Gäste zumeist zum Getränke holen nutzen, tritt ein junges Mädchen in langen, blauen Kleid vor den Chor. Neben ihr stehen nun andere Mädchen mit Gitarren und Geigen. Nun soll ein Solo aus dem englischsprachigen Raum vorgetragen werden. Nachdem Ruhe eingekehrt ist, erfüllt der helle Klang der Geigen den Raum und die Saiten der Gitarren werden sanft gezupft.

Die alte Dame sitzt immer noch auf ihrem Stuhl am Fenster und scheint die Musik gar nicht wahrzunehmen. Eine melancholische Melodie erfüllt nun den Raum. Das junge Mädchen ergreift das Mikrofon und beginnt mit klarer, heller Stimme eine alte irische Ballade zu singen.

-The Rose-

Die Zuhörer sind augenblicklich von dieser Stimme fasziniert und keiner wagt sich zu bewegen. Eine eigentümliche Stimmung erfüllt nun den Raum. Da ist nur noch diese Stimme, welche die Zuhörer vollkommen in ihren Bann zieht. Doch dann ist im Hintergrund ein Scharren zu hören, Stuhlbeine kratzen über den Holzfußboden. Einige Zuhörer schauen verärgert über die Schulter und schütteln den Kopf. Die anwesenden Pflegekräfte können kaum glauben, was sie sehen.

"Nur einmal noch"

Die alte Dame ist aufgestanden und schreitet hochaufgerichtet mit langsamen Schritten auf die Bühne zu. Ihre Augen scheinen zu leuchten und sind nun einzig auf das junge Mädchen fixiert. Die Lippen bewegen sich lautlos. Sie nimmt die

Menschen gar nicht wahr, die eher verwirrt zur Seite treten und so eine Gasse bilden.

Eine Pflegerin will sie stützen, doch sie wehrt ab und tritt unmittelbar vor die Bühne. Ihre Wangen röten sich und feuchten Augen lauscht sie dem Soli des jungen Mädchens. Bewegungslos steht sie da, vollkommen in die Melodie versunken, genießt jede Sekunde und berauscht sich am Klang der hellen Stimme, welche leidenschaftlich die Sanftheit der irischen Seele besingt. Das Lied klingt aus und das letzte Vibrieren der Saiten verliert sich. Für einen Moment ist es absolut still und die alte Dame lächelt.

"Danke", hauchte sie.

Während die anderen Zuhörer applaudieren, wendet sie sich um und verlässt immer noch lächelnd den Raum. Die Pflegekräfte sind unschlüssig und wissen nicht recht, wie sie sich nun verhalten sollen. Doch jedem ist klar, dass die Spekulationen nun ein Ende gefunden haben.

Eine junge Pflegerin folgt ihr bis zu ihrem Zimmer, um sicherzugehen, dass alles in Ordnung ist. Die alte Dame zieht sich aus und legt sich in ihr Bett. Sie lächelt immer noch. Die Pflegerin schließt beruhigt die Tür.

Am anderen Morgen bleibt ihr Platz am Frühstückstisch leer. Das ist sehr ungewöhnlich, denn die alte Dame sitzt schon immer sehr früh an ihrem Tisch. Offensichtlich hat sie verschlafen. Eine Pflegekraft geht daher in ihr Zimmer, um sie zu wecken. Sie liegt tatsächlich noch im Bett. Ihre Hände ruhen auf ihrer Brust und halten eine kleine Harfe. Das traditionelle Symbol ihrer irischen Heimat.

Die Pflegerin erkennt sofort an der wächsernen Blässe ihres Gesichtes, dass die alte Dame irgendwann in der Nacht verstorben ist. Sie fühlt keinen Puls mehr. Das Herz steht still. Ein hinzugezogener Arzt stellt daraufhin förmlich den Tod fest.

Ursache Herzversagen. Das Lächeln liegt immer noch auf ihrem Gesicht.

"Nur einmal noch".